轻断食发明人、执业医师 [英] 麦克尔·莫斯利（Michael Mosley）著　傅临春 译

轻断食

完美瘦身的肠道革命

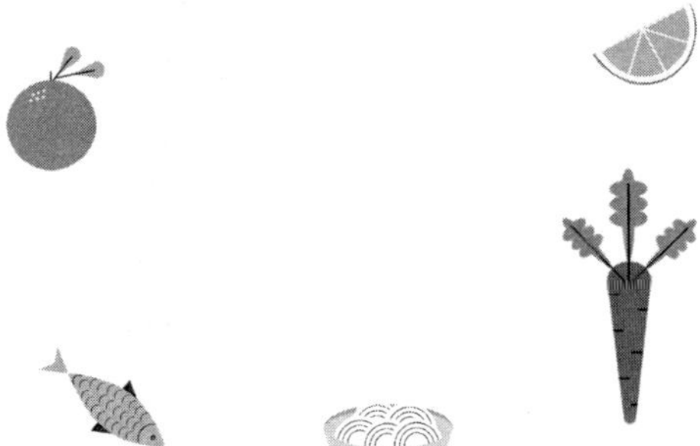

北京联合出版公司
Beijing United Publishing Co.,Ltd.

图书在版编目（CIP）数据

轻断食：完美瘦身的肠道革命 /（英）麦克尔・莫斯利著；傅临春译. —北京：北京联合出版公司，2019.10

ISBN 978-7-5596-3572-3

Ⅰ. ①轻… Ⅱ. ①麦… ②傅… Ⅲ. ①减肥—食物疗法 Ⅳ. ①R247.1

中国版本图书馆CIP数据核字（2019）第191222号

北京市版权局著作权合同登记　图字：01-2019-6117

轻断食：完美瘦身的肠道革命

作　　者：[英] 麦克尔・莫斯利
译　　者：傅临春
责任编辑：龚　将　夏应鹏

北京联合出版公司出版
（北京市西城区德外大街 83 号楼 9 层　100088）
嘉业印刷（天津）有限公司印刷　新华书店经销
字数 180 千字　880 毫米 ×1230 毫米　1/32　8 印张
2019 年 10 月第 1 版　2019 年 10 月第 1 次印刷
ISBN 978-7-5596-3572-3
定价：42.00 元

所有的疾病都始于肠道。

——现代医学之父希波克拉底

目录

引言

本书提到了一些食谱，如果你食用了我推荐的食物，在行动中采纳了我的建议，你的体重会有所下降。“聪明肠道的食谱”与素食食谱或地中海食谱有异曲同工之处。它不是关于卡路里或节食的，而是关于食物的种类和如何改变生活方式的——如果你的肠道有问题，或是仅仅希望保持良好的健康状态，你就应该做出这些改变。

肠子并不是一个迷人的器官。在医学院学习时，我的许多同学都希望去研究大脑，通过训练成为神经外科医生或是心脏病专家。我从未听说过有人想把人生奉献给肠子，然而作为身体的一部分，它很特别。迄今为止，它都未曾被好好探索过，而我近来对它相当着迷。这得益于大量的新的研究成果。对肠道世界的深入探查正在改变着我们对自己机体运作方式的理解。

除了从食物中摄取能量外，肠道还承担了免疫系统的大部分职责，并且能产生出 20 多种激素，以影响食欲、情绪等各个方面。

另一件我热爱的事情是，在我们的肠子深处，有一层非常薄的“大脑”，它被称为“肠内神经系统”，组成它的细胞和神经元同样也能在大脑中找到。肠子里有超过 1 亿个神经元，相当于一只猫的大脑神经元数量。只不过，肠道的神经元不像你脖子上的大脑那样是一大块，而是摊成了薄薄的网状，从你的喉咙一直延伸至你的直肠。这“第二大脑”并不研究几何问题或担忧纳税申报问题，而是精心协调消化功能，并缓解肠道疼痛。

英文中“gut feeling”或“gut instincts”都是直觉的意思，其反映了我们的肠子（gut）和脑子有多么紧密的联系。在本书中，我将常常谈及肠脑轴及其相关的新科学发现。

你的肠子是一个非常美妙的工程结构，我希望你在阅读本书后能和我一样对它充满热情。但从各种角度来看，消化大秀中的明星实际上根本不是人类机体的一部分，而是生活在你肠子中并形成菌群的那一两千克微生物。

直至很近的年代，微生物菌群都隐藏在黑暗潮湿的隐秘处。在那里生活着从未见过天光的生物，它们的数量超过 50 万亿，至少有 1000 个不同的种类，其生命多样性超过了雨林的生物群落。

在新的科学发现里，一些真实的研究结果常常被误解，许多发现也往往被夸大。这些微生物曾经被严重忽视了，但现在它们面临着被极度吹嘘的危险。近来的研究表明，我们的组成结构并不是许多书籍和文章中声称的“90% 细菌”加“10% 人类”。事实上，这两者的比例更接近 50：50[1]。

事实上，据参与推翻之前的谬见的某位研究者称，两者的比例非常接近于“每次排便后人类细胞的数量都可能超过细菌的数量”。

更重要的是，有些食物能帮助你振兴微生物菌群（这正是本书包含食谱的原因），但在以此为卖点的食物产品里，只有少许产品拥有可靠的科学依据。关于益生元、益生菌和营养保健品，我会告诉你哪些有用、哪些没用。

大众之所以对肠道菌群不够了解，是因为其细菌居民一直以来都没有得到系统的研究。我们只知道它们可以保护肠道免受危险入侵，知道它们能合成不少维生素，知道它们能消化掉我们无法消化的纤维。

现在我们知道，它们所能做的远不止于此。

1. 它们帮助我们调节体重。在稍后的章节里，我们将会看到肠道里的微生物能够决定机体要从吃下的食物中提取多少能量；能够控制饥饿信号，帮助身体选择渴求什么食物；能够决定你的血糖在一餐饭后会升到什么程度。你的菌群能让你变胖吗？当然能。你能改变自己的菌群，让它们协助你而非对你不利吗？你当然能，而我将告诉你如何做到这一点。

2. 菌群不仅能帮助肠道抵御危险入侵，还能训导并调节我们的整个免疫系统。在过去的半个世纪里，我们看到哮喘和湿疹一类的过敏

[1] 对机体中人类细胞和细菌细胞的数量比例的最新估算。Sender，Fuchs，Milo 等人，PLoS Biol，2016（http://journals.plos.org/plosbiology/article?id=10.1371/journal.pbio.1002533）

性疾病大幅增加，它们是过度免疫反应引起的。我们也看到自体免疫疾病的发生率疯狂上升，从炎症性肠病到1型糖尿病，它们大多也是由失控的免疫反应引起的。我会告诉你如何改变肠道中细菌的混合比例，以减少这些疾病的发生。

3. 肠道菌群摄入我们身体无法消化的少量食物，将它们转换成各种各样的激素和化学物质。这些物质似乎可以控制我们的情绪、食欲和基本健康。因此，改变菌群也许能减少焦虑、抑郁等。

令人难过的是，因为无知，我们一直在糟蹋身体里的肠道菌群及其细菌组成。这些细菌可以说是我们的“老朋友”，因为它们和我们一起进化了数百万年，还因为它们中的许多成员对我们的健康至关重要。就像我们破坏雨林，使无数物种灭绝一样，我们也在大量摧毁生活在自己体内的居民。幸运的是，我们可以帮助这些老朋友重新繁殖起来。我将告诉你如何做到。

同时，我也在研究从麸质不耐受到肠易激综合征等各种肠道问题的最新治疗方式。许多人都在和这些疾病搏斗，部分是因为医生们往往不能妥善地诊断及治疗。它们经常被当作“身心失调”——焦虑或抑郁的产物。

胃溃疡也曾得到过相似的误判，它是胃和小肠内膜上渐渐扩展的疮口。

在1994年，我做过一个关于溃疡的电视节目（我很无趣地称它为《溃疡之战》）。溃疡很常见，并且被视为不可治愈。人们普遍认为溃疡是由压力引起的，压力让胃产生过多的胃酸，而胃酸造成了这样的结果。标准的医疗建议是让你吃温和的食物，改变你充满压力的生活方式，然后吃一片药减少胃酸生成。如果这不起作用——它通常都不起作用，你可能就会发现自己被放在手术台上，医生会移走你的一部分胃或小肠。

但在澳大利亚西部的珀斯，有两位医生认为压力并不是溃疡产生的真正原因。他们坚称大多数溃疡是人体感染了一种之前未知的细菌而产生的。他们识别出了它，将其命名为“幽门螺杆菌（Helicobacter Pylori）”。

1984 年，为了证明自己的观点，巴里·马歇尔医生培养了一小瓶幽门螺杆菌，并将其吞咽。他笑着告诉我，几天后，他开始呕吐。他给自己做了内窥镜，将小管子穿过喉咙通入胃里。他从发炎的胃内膜上取了一些样本，样本显示他的胃已经被幽门螺杆菌占领了。

巴里的妻子罗宾担心他会病得很重，坚持要他停止实验。于是，巴里吃了一把之前被证明过可以杀死幽门螺杆菌的抗生素，很快他的胃又恢复了正常。

10 年后，尽管大量研究都表明只需要短期服用抗生素便能治愈胃溃疡，但我为了节目采访的大多数专家完全否定了巴里的研究结果。其中一位对我说，他不相信珀斯这样的学术荒地能有如此重大的突破。一位肠道专家在《英国医学杂志》上评论了我的节目，称它“片面且有偏见”。

通常情况下，你做了一个纪录片，播完就完了，但《溃疡之战》并非如此。我收到了成千上万封信件（那个年代网络或电子邮件尚未普及），写信的人都经受着疾病的折磨，标准治疗对他们不起作用。而我最终发送出数千份情况说明书，描述了这种科学以及巴里的抗生素方案。

我还留着一些回信，其中有一个叫布赖恩的，他的溃疡对标准治疗没有反应，因此他听从医生的建议，放弃了自己热爱的高强度工作，切除了大部分胃。他把我的情况说明书带给他的医生看，恳求服用一个疗程的抗生素。他的医生勉强同意了，两三周后，他就彻底痊愈了。在那之后，他定期写信给我，告诉我他依然身体强壮。

潮流慢慢地转换方向。2005 年，巴里 · 马歇尔和罗宾 · 沃伦因为他们的研究而获得了诺贝尔生理学或医学奖，为此我很高兴。现在，当人们得了胃溃疡时，寻找及治疗幽门螺杆菌已经成了标准的医疗程序。

我并不是说抗生素能解决一切问题，相反，如果过度使用，会引发其他严重的肠道问题。我也不是在暗示压力无关紧要。其实它很重要，我将告诉你一些已被证实的行之有效的减压方法。

重点是，仅仅由于医生们没有用正确的工具进行适当的研究，许多疾病都被判定为身心失调。在 20 世纪 30 年代，人们用心理疗法治疗哮喘，因为他们误以为它“只是心理作用”。孤独症和精神分裂症也曾被归咎于缺少父母的照顾。

我写这本书的原因之一，是我深信改变食谱比使用药物或抗抑郁剂能更好地治疗许多常见的肠道疾病。

本书第一部分的前两章将提供关于肠道的概览。我以在自己肠子里旅行的方式撰写了这几章，不仅涵盖了肠道的功能，也描述了它出问题时会发生的状况。

第三章介绍了肠道菌群这个美妙的世界，你会在那里发现一些比较有影响力的群落。

之后的章节主要讲菌群是以怎样出乎意料的方式影响我们的，而后阐述了已验证的科学方式，它们能使你身体里的菌群保持良好的状态。第二部分还会介绍一部分食谱，它是由营养咨询师塔尼娅·博罗夫斯基和全科医生克莱尔·贝利提供的。

在写作本书时，我体验了很多惊奇的事，也获得了诸多非常实际的好处。现在我吃的食物种类更广泛了，其中包括我以前从未尝试过的发酵食品。我完完全全地享受着这段旅程，希望你也如此。

第一部分

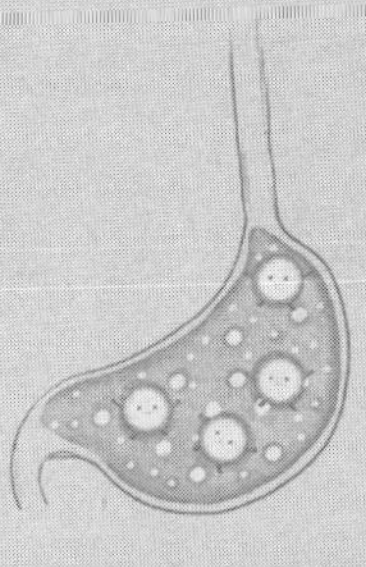

第一章　食道往下

当我站在伦敦科学博物馆里时，我开始怀疑这究竟是不是个好主意。在之前某个热情洋溢的时刻，我同意参加在这座世界闻名的博物馆里举办的一个现场活动。我说我将吞下一个胶囊状的微型摄像机，它通过传感器将我的身体和一个巨大的屏幕连接，好让数百名观众能和我一起探索肠道里私密又奇异的世界。

在学医的过程中以及后来的电视节目主持生涯中，我参加过一些非常古怪且痛苦的实验，但这一次不太一样。我已经预先禁食 36 个小时，并吃了一些强力泻药。这是为了确保摄像机在经过消化系统较阴暗的部分时，能拥有尽可能清晰的视野。

我知道，一旦我吞下摄像机，就无法再控制它了——没人知道它要花多长时间才能穿过我的肠子。我们知道，食物从吃下到排出要用 3 天时间，有时甚至更久。由于我前一晚灌下了 4000 毫升泻药，我预计药丸摄像机的行进速度会比普通食物快得多。但我的观众已收到了警示：如果他们要等摄像机从另一端蹦出来，那需要非常长的时间。

我必须吞下的摄影机是光滑的、椭圆形的，长度约大于 1 厘米，相当于一片较大的维生素。里面容纳着一整套影片摄制元件，再加上照明组和摄像头。鉴于这样的事实，它真的小得让人惊叹。但就吞咽来说的话，它还是有点大。胃肠病学家通常用这个装备来检查患者那些用内窥镜和结肠镜无法触及的部位。

一切准备就绪后，我就着一杯清水吞下了摄像机胶囊。它下去了，经过我的扁桃体，进入我的食道，沿途发送现场影像。当你吞咽食物时，食物碰触食道壁时，食道就会发现它，接着肌肉便开始收缩，将食物推向更下方。这种收缩极为强劲，因此理论上你可以倒立着吃饭。

理论虽然是这样，但事实上，摄像机卡在了食道与胃连接的弯曲处。

有一瞬间我很惊恐，担心自己是不是要被抬进手术室里把食道切开。好在摄像机在原地上下蹦跶了一会儿后，便穿过狭窄的弯道，落进我的胃里。

通过鱼眼镜头从内部观察自己的胃，这真是不同寻常的体验。那是一片巨穴般的异域景象，到处都在跳动和颤动。它是粉红色的，不断抽动着，黏糊糊的。当胃中无物时，内层黏膜都是隆起的褶皱，就像一片沼泽。它让我想起火星的表面，不过比那更泥泞，也更有生气。

胃壁不断地运动，自行收缩折拢。如果摄像机被消化了，它将被敲击捣烂成碎片，浸在酸性堪比汽车电池的胃液里。这酸液浴能摧毁一切与食物一起被吞下的有害细菌或寄生虫。

有些人胃里的酸性物质会倒流进食管，这种症状被称为“胃酸反流”，这时内膜会被灼烧，从而导致剧烈的疼痛。这一病症通常需要使用抑酸药物治疗。（如果症状轻微，喝一杯姜茶就可以了——将两三片鲜姜泡在热水中约 30 分钟，餐前饮用。）

有趣的是，人类第一次真正观察到消化道的工作，并不是通过一个摄像机，而是缘于一场可怕的事故。

1822 年 6 月，一个名叫亚历克西斯·圣马丁的加拿大船夫在密歇根湖岸工作时，胸腔意外受到重创，爆炸使他的肋骨、肺以及胃前壁裂开了，部分没消化的早餐从他的身体里喷出来，一起喷出的还有胃壁碎片。第一个到达现场的是一位年轻的军医，名叫威廉·博蒙特。他包裹了伤口，但情况并不乐观，觉得亚历克西斯很难活下来。然而，他最终活下来了，并为我们对肠道的现代科学认知奠定了基础。

亚历克西斯的原伤口非常大，约有成人的手掌大小，位于胸部左侧上方。我们常常觉得胃是在腹部的中央某处，下端垂到肚脐，因为咕噜声和胃痛似乎都是在这里发生的。但实际上，胃的位置要比我们想象中高很多，它紧贴在膈膜下方。亚历克西斯胸膛上的巨洞缩小了，却始终没有完全愈合，留下了一个能从外面直接看到他的胃里的开口。这样的开口或洞被称为“瘘管”。

这对于亚历克西斯来说显然是件不幸的事，但对于博蒙特来说却是个绝佳的机会，他将用从前任何一个内外科医生都未曾用过的方式来研究活体消化系统。

为了与亚历克西斯保持密切联系，博蒙特雇他做了自己的杂工，并着手进行了一系列研究，这些研究持续了近 10 年。

他用棉布袋装上食物——少量蔬菜或肉，然后直接通过瘘管塞进亚历克西斯的胃里。他让袋子在那里待上一会儿，然后再把它扯出来看看状况。有一点儿像泡茶。

除了把东西塞进亚历克西斯的胃里外，博蒙特还把胃液吸了出来。事实证明，这些实验是革命性的，因为它颠覆了大众对消化的一贯认知。

19 世纪初，人们认为消化是纯机械性的，是胃里的肌肉将食物捣碎的过程。而博蒙特告诉大家，事实并非如此，消化同时也是个化学过程。比如说，他发现从亚历克西斯胃中吸出的胃液满含盐酸，这是一种高腐蚀性的物质；他还发现这些胃液中满含消化酶，如果在一个碗中把它们和食物混匀，食物就能分解。

当你吃喝时发生了什么

我迫切地想要看到自己的胃里发生了什么，于是在摄像机仍然就位的情况下，我吃了一餐饭，包括牛排、薯条和蔬菜，最后用一杯苹果汁把它们冲了下去。

我很快就看到了，同时看到这个的还有那些对此着迷又略有点嫌恶的观众。我刚刚吞下的食物和饮料抵达了我的胃里，液体飞快地流下胃壁，到达胃底部与小肠连接的部位。这里是胃与十二指肠的交界处，有一处肌肉瓣膜被称为“幽门括约肌”，它就像一家夜店的保镖，决定谁或什么能够通过此处。当这里的括约肌收紧关闭时，它就把你吃下的食物留在了胃里，使消化液和机械力能使劲完成它们的工作。

一旦它认为某样东西已被充分粉碎，它就会打开，允许此物进入你的十二指肠。整个过程都必须精心安排，因此你的肚子里才会有如此多的“大脑细胞”。

总之，在短暂停顿后，幽门括约肌认为我喝下去的苹果汁没问题，便允许它进入我的小肠，就好像泡完澡就倒光水一样。

对于任何一位想减重的人来说，此处有一个有益的教诲：别把卡路里喝下去。

和食物中的热量不同，以饮料形式被消耗的热量不能让我们饱足，而其中最糟糕的一些“犯罪分子”正是人们天真地以为很健康的美食。我们一直被灌输的概念是，果汁和奶昔对我们有益，因为它们是用天然食材做成的，并且富含维生素。而事实是，除非它们是用新鲜的食材制成的，否则就不是富营养源。而且它们非常擅长把糖分飞速地传递至你的大脑，这也是它们受欢迎的主要原因。

你喝下果汁，它流下食道，迅速穿过你的胃，进入小肠，在那里糖分被提取吸收，进入你的血液，被运输到你的脑部。你的大脑会释放“感觉真棒”的激素多巴胺，于是你就得到了熟悉的糖分快感。耶！再给我来一点儿。

所有这些糖分里剩余的能量总要有地方可去，除非你做大量运动把它迅速燃烧掉，否则它就会变成脂肪，要么存在你的肝脏里，要么存在你的肠子中。一小杯苹果汁或橙汁就有大约 120 卡路里，相当于 5 茶匙的糖。它可能是“天然的”，但依然含有糖分，你的身体会像对待可口可乐一样对待它。店里卖的奶昔和果汁含有同等级的糖分，有些甚至更高。在相同的分量下，葡萄汁是果汁里最糟糕的，一杯葡萄汁所含的糖分相当于 4 个甜甜圈。

你能通过运动把它代谢掉吗？能。但为了燃烧掉一小份美食中所含的卡路里，必须做很多额外的运动——许多人都低估了这个运动量。

你可能会想："行吧，既然如此，那我就喝到处都贴了广告的那种零热量甜饮吧。"然而令人伤心的是，越来越多的证据表明，喝这些甜饮会导致肠道发炎，并增加发胖的风险。

最好是训练你的味蕾适应不那么甜的东西。我坚持在口渴时喝茶、咖啡、花草茶和水。我喜欢喝柠檬汁、酸橙汁或一片黄瓜调味的冰气泡水。

我不是果汁或奶昔的忠实粉丝，不过我爱吃水果，尤其是苹果和梨，它们不那么甜。吃一个苹果和喝同样分量的苹果汁有巨大的差别，其中之一就是苹果含有非常丰富的营养和非常多的纤维，因此它会更长久地徘徊在你的胃里，你身体中的糖分也不会突然升高许多。苹果里消化不了的残渣会经过你的小肠，进入你的大肠，在那里为你的"好"细菌供给养料。稍后我们会详谈此事。

还有一个简单的差别是，吃一个苹果能让你觉得饱了，而喝一杯苹果汁会让你更饿，还更胖。

酒　精

既然我们说到了饮料，那酒精呢？当你干了一杯葡萄酒或啤酒时会发生什么？和其他饮料一样，酒会快速穿过你的胃。如果你的胃是空的，那酒精会刺激胃的内膜，使血管膨胀，同时提高酒精被血液吸收的速度和量。

如果你在喝酒之前吃了一些东西，尤其是吃了一些含油的东西，那它会蒙住你的胃，成为抵御酒水的物理屏障。这样，酒精便不会直接进入胃壁上排布的血管，而是穿过幽门括约肌，进入你的小肠。

大多数酒精是在小肠内被吸收的。如果是由这个通道进入你的身体，那么它就会花更多的时间进入你的血液，而后进入你的大脑。如果空腹喝酒，你的大脑通常会在 30～60 分钟后遭遇酒精峰值。如果在开始喝酒前吃了一些含油的东西，那么峰值时刻会延迟 1 个小时。

一旦酒精进入大脑，它就会压制大脑的抑制中枢。与酒醉的感觉不同，酒精并不是一种兴奋剂。当我喝得太多时，通常会短暂感觉到一阵无拘无束的快乐，接着是软弱无力，非常想要睡觉。喝下超过两杯的葡萄酒并不能让我感觉到更长久的快乐。为了减缓喝酒的速度，我会每喝一杯葡萄酒就喝一杯水。

当机体系统中有酒精时，肝脏就会开始工作，忙于分解酒精。首先，它会将酒精转化为一种名为乙醛的弱毒物质，然后乙醛会被转化为醋（乙酸），最后变成二氧化碳和水。

使人脸红，并让宿醉变得极度痛苦的便是乙醛的形成过程（它比酒精的毒性更大）。

你的肝脏大约 1 小时能分解一单位的酒精。喝酒的速度如果超过这个分解速度，你就会醉倒。持续饮酒过度最终会摧毁你的肝脏。

我妻子不是一个很爱喝酒的人，这是件幸事。如果一个女性决定和一个男人拼酒，她通常会更快喝醉。这是因为女性的体形更小，同时她们的肌肉更少、体脂更多。你的肌肉也会吸收一部分酒精，从而将它移出循环系统，但脂肪和酒精并不能融合。

激素也是酒精代谢过程的参与者。研究发现，月经前的女性要想喝醉，并不需要喝平时那么多量。

混合饮料会让你醉倒吗？不会。喝得多醉，主要取决于喝了多少酒精。不过，气泡饮料是一个例外。如果你用一杯香槟（或气泡酒）来为夜晚开场，其中的二氧化碳将会打开幽门括约肌的瓣膜，接通你的胃部与小肠，允许酒精更快地进入你的循环系统，让你更快地喝醉。

我已经放弃了果汁，但我仍然饮酒。这不仅是因为我喜欢酒，也因为我相信适当饮酒对健康有益。稍后我们再详谈此事。

现在，让我们回到我的胃。

消　化

之前我说到，我吃了牛排、薯条、蔬菜，还喝了一杯苹果汁。苹果汁几乎毫无停顿地穿过我的胃，进入我的小肠，让我的血糖猛增。控制消化的“第二大脑”或肠内神经系统决定将食物中的固体部分留在我的胃里，以便进一步处理。

我的胃显然认为胶囊摄像机是一块特别坚硬的软骨，需要多多地锤打。得益于摄像机，我观察到了胃部消化的整个迷人过程。我胃里的肌肉很快就开始搅拌食物中的固体部分，同时用胃液浸润它们——当我们看到、嗅到或想到食物时，胃就会分泌胃液。正是这种运动与化学的结合将成块食物转变为一片浓浆，即食糜。

有大块的绿色蔬菜掠过摄像头，还有不那么容易辨认的白色小软团，我想那一定是肉，后者很快就被分解成了肉纤维。我吃下去的羽衣甘蓝富含纤维，因此我的胃发现它很难处理。倒是薯条迅速被酸和酶共同分解，缩小成黏糊糊的一团，率先进入下一个消化程序——我的小肠。

就像之前的含糖饮料一样，意大利面、土豆和面包这样的食物缺乏纤维，会迅速被转化成能量。一旦抵达小肠，它们就会被分解、吸收，使你的血糖突然增高。另外，富含蛋白质、脂肪或纤维的食物要花很长的时间才能被加工完成并吸收。

减少摄入易于吸收的碳水化合物，如面包、土豆和米饭，也许能帮助你避免血糖激增，从而避免增重及 2 型糖尿病的发生率。可是我们发现，相比于其他食物，有些人对这类食物要敏感得多。

我吃下去的绿色蔬菜在我的胃里流连的时间出人意料地长，牛排也一样。消化一块牛排并获取它的营养会花掉一两个小时，也因为如此，我们才说吃甜点时需要“第二个胃”。

如果你的身体还未把主食完全消化掉，你的大脑可能会想：“我很饿，我能干掉一块奶酪蛋糕。”如果你吃得慢，不慌不忙地吃饭，可能还在吃完主菜之后停一停，那你会发现自己对甜品的渴望会慢慢消退。

慢吞吞地吃饭还有一个很好的作用，那就是拖延饥饿激素进场的时间。

食欲激素

要容纳一份大餐，你的胃必须从拳头大小扩展到和你的头差不多一样大，也就是说容量扩大 40 倍。以前人们认为，身体主要通过胃里的牵张感受器来控制体重。当胃扩张时，这些牵张感受器向大脑发送信号，告诉它胃里满了，是时候停止进食了。但事实证明，控制食欲根本不是如此简单的事。肠道会产生许多不同的饥饿信号，在决定我们吃多少这件事上，它们的作用比牵张感受器要重要得多。

在调控食欲的不同激素中，有一些能让你变饿，另一些能告诉你的大脑你饱了。

使你变饿的主要激素是胃饥饿素。最容易记住它的方式是想着“饥饿的要素”。当胃里空下来时，它就会分泌胃饥饿素，这些激素会抵达下丘脑，在那里产生熟悉的进食冲动。如果你在执行一个容易让胃饥饿素增多的饮食计划，那坚持按食谱进食就会变得困难得多。

告诉你饱了的激素是瘦素，它是由你的脂肪细胞产生的。一旦被分泌，它就会告诉大脑，你已经装载了足够多的脂肪，不需要再吃了。令人遗憾的是，当你在执行饮食计划，削减热量，并开始减少体脂时，那些脂肪细胞会对此做出反应，减少瘦素的产量，于是你在大多数时间里都会觉得饿。

人们曾经希望能用一个简单的方式治愈肥胖，即给超重者注射瘦素。这对老鼠来说很管用，但对人不起作用。问题在于，已超重一段时间的人常常对瘦素有极大的抗性。他们的血液系统里奔流着许多瘦素，咆哮着“别吃了，你的体脂足够多了”，但他们的大脑闭耳不听。

2 型糖尿病也有类似的问题。如果你的食物中富含糖分和简单的碳水化合物，比如意大利面或白米饭，你的血糖水平就会持续处于峰值。你的胰腺会因此产生胰岛素，它的作用是降低血糖水平。但是，就像经常被吼的孩子一样，过一段时间，你的细胞就不再对胰岛素产生反应了。

你的胰腺产生越来越多的胰岛素，但它对你的血糖水平越来越不起作用。相反，胰岛素使你的身体进入“存脂”模式（这是胰岛素的另一部分职能），将过多的热量从你的肌肉转移到你的脂肪细胞里。胰岛素水平升高时，你会变得更饿、更累，自然也会变得更胖。最后，你可能会变成一个需要治疗的 2 型糖尿病患者。

幸运的是，还有其他激素可以抑制食欲，其中包括酪酪肽（PYY）。身体的很多部位会产生酪酪肽，包括胃部和小肠。

PYY 水平会在你用餐后升高。PYY 很管用，因为它不仅会抑制食欲，还会延迟胃排空，这能让你的肠道有更多的时间吸收你刚吃下的食物中的营养。

好消息是，PYY 看起来并不像胰岛素那样会让超重的人产生抗性。坏消息是，人们企图创造一种以 PYY 为基础的减肥药，却一直没有成功，这在很大程度上是因为它会产生不可接受的副作用，比如呕吐。

你可以食用蛋白质来自然激发 PYY，这也是为什么我会在早餐时吃蛋和鱼（它们的高蛋白含量让我觉得饱足，而且相比于谷类或烘焙食物，含有等量卡路里的蛋和鱼能让我在更长时间里没有饥饿感）。

你还可以通过更慢地进食来提高 PYY 水平。食物经过你的胃，到达你的小肠，然后刺激那些 PYY 细胞，这个过程需要花时间。如果狼吞虎咽，你进食的量就会远超你悠闲进食的量。尽可能坐在桌边吃饭，而不要边走边吃。尽量在进餐过程中常常把刀叉放下，让你的 PYY 生成细胞有充足的时间产生反应。

正如我之前提到的，执行减肥食谱时，会发生一件让人沮丧的事：当你剥离脂肪时，你的饥饿激素，即胃饥饿素的水平会升高，同时，像 PYY 一类抑制食欲的激素则会减少。你的机体想要留住脂肪，因而会妨碍你剥离脂肪。这是一种许久以前残留下来的不幸产物，那个时候，储存厚厚的脂肪就如同在银行里存钱，那是在没有多少食物的时代存活下来的关键要素。

看起来机体非常不情愿放弃自己的脂肪，这个事实导致人们对减肥食谱产生了一些圣诫般的断言，比如“95% 的食谱都会失败”，或“大多数人无法减肥并保持身材”。

尽管常常被引用，但“95%”是个杜撰的数据，与此异曲同工的说法还有“我们只使用 10% 的大脑”。我一直想为这句断言找到可信的理论基础，但它真的不存在。

没错，有很多减肥食谱都失败了，尤其是多年来被大力宣传的低脂食谱。但还有一些食谱拥有相当不错的成绩记录，比如地中海食谱。

出于各种原因，地中海饮食是一种我非常热衷的饮食方式（可参见我的《轻断食：戒糖篇》）。人们对以地中海饮食为基础的各种食谱进行了长期研究，发现虽然在执行食谱 6 个月左右后体重会轻微反弹，但如果你坚持减重一年，就大有可能会在以后的许多年里保持好身材[1]。

---

[1] 通过低碳水化合物的地中海食谱或低脂食谱减重。Shail 等人，《新英格兰医学杂志》，2008（http://www.nejm.org/doi/full/10.1056/NEJMoa0708681#t=article）

哥本哈根大学最近的一次研究证实了这一点，研究的内容是长期观察食欲激素的运转过程[1]。

在这项研究中，他们请了 20 位健康但肥胖的人在 8 周时间里各自执行一份每天摄入 800 卡路里的食谱。志愿者平均减去了 13% 的体重。接着他们继续执行一项为期一年的减肥计划，其中包括心理支持与生活方式干预。与不可避免的反弹神话相反，他们保持着减重后的体重。在减重之前与减重一年后，他们都抽血测量了自己的食欲激素水平。

科学家们发现，志愿者的促饥饿激素——胃饥饿素降到了正常水平，不仅如此，那些抑制饥饿的激素 PYY 也比最初高了 36%。

这项研究表明，如果你能在一段时间（也许是长达一年）里保持减重后的体重，你的身体最终将“接受”这个新的体重，认为它是正常状态。

“到此时，”哥本哈根大学的托雷阔夫博士指出，“身体不再反抗，而是配合你。这对于任何意图减重的人来说都是好消息。”

胃减肥手术

我总是鼓励人们通过改变饮食成分来减重，但现在有一个越来越流行的方法，那就是胃减肥手术。缩小胃部肯定可以减重，但它只适

[1] 成功保持减重后体重的方法，包括长期针对糖素样肽（GLP-1）和酪酪肽（PYY 3-36）调节膳食。Lepsen, Lungren, Holst 等人，《欧洲内分泌学杂志》，2016（https://www.ncbi.nlm.nih.gov/pubmed/26976129）

合很有勇气的人。

我迄今为止只看过一次这样的手术，一次就够了。

我在患者鲍勃做手术之前遇见了他，那时他 34 岁。鲍勃严重超重，并且无论吃多少都很少觉得饱。

“我吃了早餐，”他说，“烤面包和一碗玉米片。午餐一般是两块印度薄饼和一些鸡肉或蔬菜咖喱。午餐后，如果我还觉得饿，就再吃一碗玉米片或维他麦。晚上我吃一些薯条、一个汉堡包，稍后再吃一个三明治。如果还是觉得有点饿，我就买一大袋薯片吃掉。我就是吃不饱，什么都想吃。”

6 年前，他遭遇了一次重大的健康危机。

“我在家里躺着，我的下颌和胳膊突然非常疼，我立刻就知道出问题了。我去了医院，他们说我刚刚心脏病发作了。我那时才 28 岁，是个年轻人，但心脏病发作了。我非常震惊。”

鲍勃执行了一份低脂食谱，但没能减掉体重。他还患上了 2 型糖尿病。为了治愈糖尿病，重获健康，他去见了一位减重外科医生。

有许多种不同类型的减重手术。最简单的是胃囊带术，医生用一根可充气的硅胶带缠住病人胃的顶部，从而降低它扩张的能力。在美国，这项手术针对的是体重指数（BMI）为 30～40 的人，或者是有 2 型糖尿病或高血压的人。

手术的目的是一举减少你的进食量，给 PYY 细胞留出反应时间，告诉你现在饱了。它相对来说是非侵入式的，并且可以撤销。

但是鲍勃的外科医生觉得他需要更强力的东西，因此他选择了完整的胃旁路手术。在这个手术中，医生不仅要减小胃的体积，还要变更一部分小肠的路线。这样会更有效，但也更危险——有些患者的消化道堵塞了，需要进一步手术；另一些患者遭受“胃倾泻”之苦，会出现恶心、心跳加速、昏厥和腹泻等反应。

最近的回访结果表明，那些做了胃旁路手术的人减掉了很多体重，三分之二的人逆转了 2 型糖尿病。相比之下，做了胃囊带术的患者的逆转率只有三分之一。

在鲍勃手术的第一部分中，我看着医生在他的胃上拢出了一个小袋，将他拳头大小的胃减小到小指头那么大。他的胃里产生胃饥饿素的部分被隔离了，旨在确保胃饥饿素永久性地保持低水平。

在手术的第二部分中，鲍勃那更小的新胃被向下移，接上小肠中被称为“回肠”的部分。回肠中的细胞会分泌 PYY。由于鲍勃的回肠离胃近了很多，他的 PYY 细胞将能够“看到”食物，并在食物离开胃之后的 5 分钟内开始分泌激素。

手术 6 周后，鲍勃减掉了 19.05 千克，哪怕不再服用药物，他的血糖水平也能恢复正常状态。他最大的发现是，他不再一直觉得饿了，只要一点点食物就能吃饱。

“我咬了一口汉堡——吞不下去。我在坚持执行我的减肥食谱，感觉很开心，而且我可以坚持下去。家人很快乐，我也很快乐，简直等不及减掉更多重量了。”

小 结

→ 消化是一个复杂的过程，由你的第二大脑管控并协调，第二大脑在你的整个肠道内铺展开来。

→ 吃饭时，液体是第一个穿过你的胃接着被吸收的东西。如果你喝了水、茶或咖啡（富含抗氧化剂），那这个过程会很棒；但如果你喝了富含糖分的东西，那就糟糕了，你的血糖将会激增，热量将会满载，并且很快就会觉得饿了。

→ 和甜饮一样，面包、土豆和米饭之类容易消化的碳水化合物会迅速被分解、吸收。“容易消化”听起来不错，但除非你立刻需要能量（比如你在做大量运动），否则它们将会使血糖激增，而且随之而来的是血糖激降。

→ 富含蛋白质、脂肪或纤维的食物（蛋、肉、蔬菜、全谷物）的吸收过程要慢得多，而且它们能让你在更长时间里有饱足感。食用足够的纤维是非常重要的，尤其是来自蔬菜和谷物的纤维，它们能喂养生活在大肠里的“好”细菌。在之后的章节里，我们将更多地了解这些老朋友，了解如何让它们快乐地生活。

第二章　进入小肠……继续前进

越过胃部就到了小肠。老实说，它没那么小，它的长度也就 3～10 米。你的肠子是从这里真正开始处理食物的，它们已经被胃分解成浆状食糜——包括胃液及被部分消化的食物的泥状流体。每隔几秒钟，你的小肠表面就会由肌肉蠕动着窜过一阵震颤的波浪，这些波浪以一种非常有序的方式将胃送至小肠的小团食物混合起来。完美协调是至关重要的，否则肠道后方将会严重堵塞。

小肠壁上紧密的皱褶以疯狂的螺旋动作搅动食糜，胰腺和胆囊分泌的消化酶开始涌进肠道。这些酶分解你的食物，其方式与洗衣粉里的酶分解污垢的方式大同小异，它让你的身体更易吸收营养物质。那些身体无法消化吸收的食物残渣将被推向肠道后方，送给潜伏在大肠里的微生物，它们始终在期盼着食物的到来。

小肠里有不少微生物，但大肠里的微生物要多得多。

我吞下的胶囊摄像机错过了这令人兴奋的疯狂消化秀的大部分过程，因为我的幽门括约肌守卫着小肠入口，这位挑剔的守门人顽固地拒绝摄像机通过，直到其余一切几乎全通过了之后才将它放行。我想，这表明了一种非凡的智慧水平（你永远都不应该让电视摄像机随意出入），但还是很令人沮丧。

不过，我终于还是看到了我的小肠内部。它让我想起上一次在一个满是海藻的海湾里潜水的场景。那下面很黑，有一点消化了一部分的食物浮在周围。和胃里相对平滑的表面不同，这一段消化道覆盖着许多绒毛，无数指状突起物让它看起来有点像一条毛茸茸的毛巾。这些突起物旨在增加肠道的表面积，从而尽可能增大吸收营养的区域面积。

人们常说这些绒毛使肠道表面积增大到网球场那么大，这是真的吗？嗯，哥本哈根大学一些无畏的瑞典人决定要找到答案。[1]

他们从健康的志愿者身上获取肠道标本，在显微镜下检视它，计算绒毛数量，算出它的表面积，再用这个乘以小肠的长度，得到的结果是……30 平方米！他们的结论是：

“成年人肠道黏膜的总面积并没有达到网球场的规模，倒不如说是半个羽毛球场那么大。”

下次你打羽毛球时可以想想这事。

[1] 消化道表面积重议。Helander HF，Fandriks L，《斯堪的纳维亚肠胃病学杂志》，2014（https://www.ncbi.nlm.nih.gov/pubmed/24694282）

小肠的常见疾病

乳糜泻和麸质敏感

如果你很不幸地得了乳糜泻，那绒毛的重要性就凸显出来了。这是一种自体免疫疾病，应该为身体抵御感染的免疫系统开始攻击并摧毁健康的组织。在这个例子里，免疫系统攻击的是肠道绒毛。

这种破坏的罪魁祸首是麸质，或者说是醇溶蛋白，这种蛋白是麸质的组成成分。

麸质存在于小麦、大麦和黑麦一类的谷物中，不过它也存在于大部分加工食品中，其中包括酱油一类的东西。

如果你做过面包，就会知道，把面粉和水混合时，会变得黏糊糊的。产生黏性的是面粉里的麸质（它的英文是“gluten”，“glue”是胶的意思），它还为面团增加弹性，使其在烘焙时膨胀。

麸质使面包美味可口，但它也会触发一些人的免疫反应。这些人在食用麸质时，免疫系统不仅会攻击麸朊分子，还会攻击肠道内膜，导致发炎。这可能会引起疼痛、腹泻、腹胀和疲乏。或者，就像这类患者中的50%一样，你可能完全没有肠道症状，只是在很多年里都觉得有一点儿累和虚弱。

我有一个侄女得了乳糜泻，她最初有症状是在几岁大的时候很疲劳、虚弱，不想吃饭，总是昏睡。我哥哥和嫂子很焦虑地带她去看了儿科专家，专家向他们保证没什么需要担心的。我嫂子最近又生了个女孩，这位医生认定我大侄女的症状是由手足之争引起的，还说她不需要再做什么治疗了。幸运的是，我哥哥和嫂子听取了其他人的意见，带着我侄女做了检查，结果发现她得了乳糜泻。

检查本身非常简单直接：做一次血检（寻找抗体），如果检查结果是阳性，可能还得做一次小肠活组织切片检查。关于乳糜泻还有许多谬见，以下是一些令人惊讶的事实：

1. 它很常见。

大约有 1% 的人患有乳糜泻，而且近年来这一比例骤然上升。不幸的是，它常常被忽略。据哥本哈根大学的乳糜泻中心称，“美国至少有 300 万人带病生活——大多数人未被确诊”。他们还补充说，一个人的症状通常要花 4 年时间才能得到确诊，而这段时间的耽搁“会急剧增加患者发展出其他自体免疫疾病、神经系统问题、骨质疏松症甚至癌症”。

据估计，在英国至少有 50 万人不知道自己患有乳糜泻，他们长年去看医生，抱怨肠道问题。据英国乳糜泻协会称，确诊的平均时间是 13 年。

2. 它往往是从中年开始的。

我们将其视为儿童疾病，但确诊的最常见年龄是 40 ~ 60 岁。除了肠道问题外，没有确诊的乳糜泻较常引发不育症。

3. 哪怕检查结果是阴性的，你也可能有问题。

有很多未患乳糜泻的人可能患有“非乳糜泻麸质敏感（NCGS）”，其症状包括痉挛、腹胀和腹泻。不幸的是，它很难被诊断，因为没有可靠的检验方式。你要排除其他一切疾病的可能性，才能得到诊断结果。

它有多常见？在意大利最近的一次研究中，研究者检测了 392 位声称有麸质相关问题的病人[1]。他们发现其中有 26 位（6.6%）患有未被确诊的乳糜泻，2 位（0.5%）患有面食过敏。剩下的人执行一份无麸质食谱，追踪调查两年。6 个月后，这些没有症状的人中有 27 人（6.9%）被诊断为患有 NCGS。因此，结论是，在这个认为自己有麸质相关问题的群体中，有 14% 的人要么患有乳糜泻，要么患有 NCGS。

那么剩下的人呢？在抱怨麸质对自己造成影响时，他们是不是被蒙骗了？我常常对声称麸质影响了许多人的观念表示怀疑，毕竟我们已经吃了数千年的小麦。但接着，我参加了伍斯特大学组织的一次启发性实验。

这次实验是为一个电视节目准备的。我们招募了 60 位志愿者，其中包括一些认为自己有麸质相关问题的人，还有一些对此完全不相信的人。我们请他们执行 6 周的无麸质食谱，详细地记录了他们的肠道症状，如腹胀和反胃。我们还做了大量的血液检测。

这个实验中有一个巧妙的部分，我们向他们提供无麸质的意大利

---

[1] 在察知麸质相关症状的患者中的非乳糜泻麸质敏感者。Capannolo A, Viscido A, Barkad MA 等人，《消化》，2015

面，但在其中两周时间里，我们把它换成了普通的富麸质意大利面。我们没有向他们提供具体细节，因为不想影响结果。

旨在搜索炎症增加的血检结果全都没有呈现出任何改变。但让我惊讶的是，在我们将食谱中的意大利面更换成富麸质类型的那几周里，大多数志愿者报告称自己经常胀气及胃胀，而当我们停止更换时，这些症状立刻就消失了。我们一揭示结果，许多人便决定继续执行无麸质食谱，其中包括之前持怀疑态度的人。

我还是很困惑，仍然对“食物不耐受”的观点非常怀疑。最近我向一系列公司寄了头发和血液的样本，他们声称能够检测这些物体。这些公司都寄回了长长的食物清单，包括蛋、小麦、牛奶、西蓝花等，显然这些食物都对我有某种影响。不过没有哪两个公司提供的清单是相同的，而我还以不同的名字向某些公司寄了两份样本，他们寄回的清单也不相同。

所以，我认为市面上有相当一部分食谱都是在胡扯，但我也认为人们对食物的一些反应方式是现代科学无法侦测的。

最近我遇到了凯西，这个年轻的学生很喜欢比萨、饼干和面包。她常常生病、腹胀，但她认为这就是一个女孩长大的常态。

她还有被称为“脑雾”的症状，常常情绪糟糕，“我以为那是我的激素在起作用”。接着，她的关节便开始疼痛，而她的医生说那是“发育痛”。

当这些症状变得严重，而头痛也开始出现时，她在谷歌了解了自己的症状，接着开始执行无麸质食谱。几天内，她所有的症状都消失了。她在数周里暂停执行食谱，试着吃意大利面，所有的症状重新出现了，并且更加严重。

她的乳糜泻和小麦过敏检测结果都是阴性，说明她没有这两种疾病（如果你有一位血亲患有乳糜泻，那么这个检测就特别重要，因为乳糜泻有非常强大的遗传因子），因此现在她在执行一份禁麸质食谱，打算整整 6 个月远离麸质，然后试试重新食用它。

这很不容易，因为有太多食物含有麸质。无麸质食谱要求你避免的食物包括用小麦、黑麦、大麦或斯佩耳特小麦制成的所有东西，比如面包、意大利面、麦片、蛋糕、饼干等。你还得拒绝啤酒，非常仔细地读标签，因为很多加工食物里都含有麸质，甚至连沙拉调味品这样的东西都常常含有大麦。

坦白说，排除这些食品很可能将帮助你减重，而且无论如何都会让你感觉更好。但要注意的是，很多标注无麸质的食品都加满了糖和其他垃圾原料，好让食品变得更美味。你还得意识到，面包和早餐麦片往往富含铁和一系列维生素，因此，如果要禁食它们，你可能需要用复合维生素来代替。

乳糖不耐受

乳糖不耐受是另一种非常常见的小肠内消化问题。乳糖是牛奶和其他乳制品中含有的一种天然糖分。

年轻的时候，我们的小肠会分泌出许多叫作“乳糖酶”的酶，它能将乳糖分解成葡萄糖和半乳糖（两种不同类型的糖），接着，这些糖会被血液吸收。

许多人在年岁渐长后失去了产生这种酶的能力，于是乳糖在没有被消化的情况下穿过了小肠。在大肠里，细菌大嚼特嚼这些乳糖，将其转化成脂肪酸、二氧化碳、氢和甲烷这些有臭味的气体。正是这些物质造成了乳糖不耐受的常见症状，如胀气和腹胀。

最容易弄清你是否乳糖不耐受的方式就是执行禁乳糖食谱，方法与我之前提到的禁麸质食谱一样（可在第二部分了解更多信息）。还有其他更新奇、更昂贵的检验方法，其中包括氢呼气实验和粪便酸性检测。

肠易激综合征（IBS）

肠易激综合征是另一种极其常见的肠道疾病，5 个人里就会有 1 个在人生的某个时刻感染上，症状包括胃痉挛、腹胀、腹泻或便秘。若是让它缓慢而持久地发展下去，等患者到了 30 岁后，情况往往会变得更糟。

戴夫 32 岁，长期便秘，并且时不时腹胀，最近他的体重上升到了一个让人担心的程度。他还开始体验反流，即胃酸倒漏进食道中。

戴夫把自己之前的饮食称作“米黄色”食谱。他早餐吃麦片或面包，午餐吃三明治，晚餐吃意大利面、比萨或鱼，还有薯条。他的晚餐常常是匆忙制成的快餐，富含碳水化合物，而且是很晚了才边看电视边吃。

他去看病，医生给他开了药，但药物没有作用，因此他去见了营养学家塔尼娅·博罗夫斯基。塔尼娅对于和 IBS 患者合作非常有经验，也因此，我才请她为本书提供食谱。

塔尼娅建议戴夫在生活方式上做一些简单的改变，比如减少饮酒，慢慢吃午饭，以及不要在深夜吃晚饭。她还要求他一周内至少有 4 个晚上在 22:30 上床。最后，她为他提供了一份两步骤计划，这对大多数 IBS 患者都有用。

她建议他在 4 周里禁食小麦，换成更粗糙且难以消化的谷物，减少摄入引起腹胀的碳水化合物，并完全禁绝乳制品。同时，她建议他为饮食增加色彩，在每餐饭前先就水喝一汤匙苹果醋。而且，她认为戴夫吃一些苦味蔬菜会有益，它能让他的消化液正常流动。为了改善他的便秘，她给他开了柠檬酸镁和三果宝，后者是印度传统草药。

戴夫坚持了 4 周左右，减掉了 4 公斤，并且身体舒服了很多，胃酸反流的症状消失了，腹胀也减少了。因此，他可以重新将部分被禁食的食物纳入食谱了。他又开始食用奶酪，但这一次食用的类型是合适的。他还开始吃全脂酸奶和发酵食品。塔尼娅还给他开了益生素。

又过了 4 周，戴夫的症状完全消失了，“准备开始激情人生”。

我描述的这些方法很可能对大多数症状轻微的 IBS 患者有用，但如果它没有用，也许是因为你的情况更加严重，那你可能需要试试更极端的方法。目前治疗 IBS 效果最好的方法是澳大利亚莫纳什大学研发的“FODMAP 食谱”。如果你感兴趣，可以浏览他们的网站以获得更多信息，网址是 http://www.med.onash.edu/cecs/gastro/fodmap/。

FODMAP 意为发酵性（Fermentable）的低聚糖（Oligosaccharides）、二糖（Di-saccharides）、单糖（Mono-saccharides）和多元醇（Polyols）。对于某些人来说，这些碳水化合物会引起消化问题。FODMAP 治疗法是把这些物质全部禁除，然后有规律地重新开始食用它们。这是一种非常复杂的食疗法，最好是在接受过 FODMAP 训练的膳食学家的帮助下执行。你可以浏览我们的网站：cleverguts.com，了解更多信息，以找到一位 FODMAP 从业医师。

阑　尾

肠道往下就是阑尾，是个像蠕虫一样的结构，位于小肠与大肠连接处的正下方。大多数人都很熟悉阑尾，主要是因为他们知道有人曾因感染而切除了阑尾（阑尾炎）。

在很长一段时间里，人们认为阑尾是一个无用的结构，是远古的祖先遗留下来的东西。现在我们知道了，它实际上是一个“好”细菌蓄积池，随时准备因病痛发作而释放它们，比如食物中毒。

想象你吃了某种骗人的东西，你的肠子被一些肮脏的微生物感染了，你的机体解锁了强大的免疫反应，同时试着用液体将这些坏家伙冲出你的肠道，你将因此经历一次充满戏剧性的腹泻。

等到肠道清理干净，你会希望尽快为它补充“好”细菌，以避免更多坏家伙侵入，侵占地盘。这就是阑尾起作用的时刻。它就像肠道世界中的挪亚方舟，预备在潮水退去后重新为你的肠道添加“居民”。

小 结

→ 小肠的疾病很常见，并且往往难以诊断。

→ 乳糜泻影响着 1% 的人，而且常常是人到中年时才会出现症状。研究表明，这种疾病的发生率比 50 年前提高了 4 倍。

→ 麸质不耐受的发生率也在升高。这种疾病没有可靠的检测方法，弄清楚自己究竟是否有麸质不耐受症状的唯一方法就是执行禁麸质食谱。

→ 5 个人里就有 1 个会患上肠易激综合征，最佳的治疗方法是改变饮食成分。

第三章　微生物王国

我在科学博物馆吞下了胶囊摄像机，漫长的 8 个小时之后，它只前进了 5 米。很多观众已经渐渐散去，但有新来的人坐上了他们的座位。这天晚上 6 点左右，他们得到了奖赏，因为拍摄场景终于离开了我的小肠，到达大肠或结肠，这里的视野更为开阔，是传说中菌群的家乡。

这些外来物种以各种各样的让人意想不到的方式塑造着我们的生活，在这里，我们将首次看到它们存在的迹象。在此之前，我曾多次看到过身体里这些菌群的亲戚，毕竟粪便中的 60% 都是由结肠中的细菌组成的。大家偶尔会检查一下自己的屎，对不对？但我以前从未在它们的自然生存环境中邂逅过它们。

住在结肠里的微生物主要是细菌，不过这里也有一些真菌、病毒和原生动物，后者是一些简单又原始的动物。它们共同组成一个美妙又复杂的生态系统。它们是我最想会面的生物。

那里有数万亿的微生物，摄像机自然无法一个个地把它们拍出来。不过它的确遇见了一些泥泞的小碎片，行家将其称为“成形物”，即粪便。

你可以把微生物菌群想象成一个虽然很小，但是极其复杂的雨林群落，它活生生地颤动着，里面有数百种不同的相互竞争及共存的物种。我们曾认为它们的工作非常简单：保护肠道免受危险侵入；合成一些机体无法自行生成的维生素，比如维生素 K；在我们狼吞虎咽而机体无法消化纤维时，产生难闻的气味。但现在我们知道，它们的工作远不止这些。

正如我在引言中提及的，我们知道菌群的工作中包括三个至关重要的职能：

1. 它调节我们的体重。微生物能决定身体要从食物中吸收多少能量。不仅如此，菌群还能让人变胖。

2. 菌群不仅为肠道抵御入侵者，还能调控人体的整个免疫系统。改变肠道里细菌的成分结构，就能减少咳嗽和感冒的频次，还能减少各种过敏反应和自体免疫疾病的发生。

3. 菌群摄取我们的身体无法消化的少量食物，并将它们转化成激素和其他化学物质。调查肠道生物如何影响我们大脑的研究有专门的名称，即“心理生命学（Psychobiotics）”，它是现今菌群研究中最令人兴奋的领域之一。

在下一章，我将提及一些方法，你可以用它来让你的身体及菌群保持健康。我还会为刚刚声明的一些主张提出辩护，因为乍一看它非常可怕。不过，接下来我们还是来会一会在肠道里生活着的一些老朋友吧。

老朋友

微生物并没有爪子或牙齿，更不用说胳膊和腿了。但它们是杰出的化学家，它们可以将碳水化合物或硫黄这样的简单物质转化成不同的化学物质，这些化学物质的种类数不胜数。它们使用这些技巧，在不可思议的地方（细菌可以生活在岩石和放射性废物上）提取食物、摧毁对手（早期抗生素是真菌创造的，比如青霉素）、操控我们的身体。在整个化学界，生活在人类肠道里的微生物是最有智谋的一群生物。

肠道里生活着数百种，甚至可能是数千种不同的物种，它们在那里繁衍、死去，但直至最近，它们中的大多数种类都无法被辨别。这是因为它们只会生长在温暖、不通风的消化道里。让它们离开那里，就好像把鱼带到干燥的陆地上，别指望它们在这里茁壮成长。因此，大家在厕所里冲走了数十亿计的细菌，但科学家对这些可贵的物质依然束手无策。

接着，基因革命发生了，很快我们便可以通过寻找细菌 DNA 的碎片来研究它们的踪迹。它近似于 DNA 指纹图谱，后者可以让警察在犯罪嫌疑人离开犯罪现场后追踪他们。如今的警察不再仰赖于目击者，他们可以在现场收集一滴血液，用它创建出犯罪嫌疑人的基因档案。

科学家知道你的肠道里应该有什么细菌，并且可以将在你的屎里发现的细菌 DNA 与庞大的嫌疑人数据库做比对。事实上，现在有几家公司能分析出你的菌群结构，并把报告提供给你，费用不到 100 英镑。这些公司包括英国肠道中心（British Gut）、美国肠道中心（American Gut）和 uBiome。

程序很简单，登录他们的网站，给他们打钱，他们会给你寄一根塑料管、一把抹刀，以及如何收集排泄物样本的说明书。你把粪便放进管子里，用老派的方式充分摇晃，将它放进包裹里寄出去，等上一阵子就能拿到报告。如果你并不住在美国，那整个过程可能至少要花两个月。

我最近把我的粪便寄给了 uBiome 公司，返回的报告相当有趣。标题下面的第一条信息是“体重”，你就能想到，大多数使用这项服务的人会对什么信息感兴趣。

那么，他们在我的肠道里找到了什么，报告内容和一般的菌群结构有什么区别呢？下面我来详细说一下。

厚壁菌门（Firmicutes）

我的肠道细菌里有三分之一属于厚壁菌门，这比平均标准要低。在身体之外，厚壁菌负责的工作从发酵啤酒、葡萄酒到清理有毒废料，无所不包。在人的肠道里，它们的主要任务之一是帮助消化饮食中的脂肪。从前，当食物不那么充足时，这个职能极其有用，因为它意味着拥有许多厚壁菌的人能够从他们吃下去的所有脂肪类食物中最大限度地提取能量。而如今，拥有许多厚壁菌已不算是什么好事了，它反而意味着会增加肥胖的风险。有大量厚壁菌的人比较可能是那些喜欢典型的西方饮食（高脂高糖饮食）的人。

拟杆菌门（Bacteroidetes）

我的肠道细菌里有超过一半（55%）属于拟杆菌门。据 uBiome 公司称，这是件好事，因为如果菌群中有较多的拟杆菌，那你可能就有比较苗条的身材，肠道里也可能不会产生那么多炎症。

在教导免疫系统如何行事（它们协助控制免疫反应的凶猛程度）以及分解一路到达结肠的蔬菜中无法被消化的纤维这两方面，这一细菌群体扮演着重要角色。在做这些工作时，它们会生成许多有益的物质，其中包括丁酸盐。

丁酸盐（Butyrate）

从我们的立场看，丁酸盐是一种美妙的化学物质。它协助控制小肠壁细胞的生长，这能帮助我们避免肠癌。它还有强大的抗炎功效。

炎症是人类机体自我防御的方式之一。如果你得了流感，有可能会发炎发烧，关节疼痛，这是因为你的身体正在试图摧毁病毒。这没问题，但问题在于有时炎症无法消退。就像牙龈慢性感染是件糟糕的事一样，肠道中顽固的炎症会导致疼痛、腹胀、胀气、便秘，并最终导致肠癌。

要阻止这些问题发生，有一个办法，那就是食用含有大量纤维的食物，以促进丁酸盐的产量。无法消化的纤维会抵达结肠，为你的“好”细菌提供充足的饲料。在吃饱喝足后，这些“好”细菌将会为你提供大量“可爱”的丁酸盐。

除了减轻炎症外，丁酸盐还帮助维持肠道内膜，后者能阻止细菌和其他毒素渗进你的血液。如果这层屏障开始分解，你就会患上所谓的“肠漏症”，它会导致各种各样令你痛苦的问题，其中包括 IBS。

本书提供的食谱中包含能有效促进丁酸盐生成的食物。

艾克曼菌（Akkermansia）

我很高兴看到我有很多拟杆菌，也同样高兴我拥有适当数量的艾克曼菌。艾克曼菌是一种不同寻常的细菌，因为它们不同于肠道中的大多数细菌，并不靠食物残渣生活。相反，它们靠肠壁分泌的黏液生存，这种鼻涕状的东西是肠壁用来防御细菌侵入的。和拟杆菌一样，艾克曼菌强化肠壁，减少炎症。一个人拥有的艾克曼菌越多越好。

我们能知道这个信息，部分是因为比利时的科学家最近做了一系列实验，其中最先被鉴别的就是艾克曼菌[1]。

科学家表明，如果为超重的老鼠提供艾克曼菌，它将停止变胖，并且糖尿病的症状会减少。这些细菌甚至在经过巴氏消毒后仍然有

[1] 从艾克曼菌提纯的膜蛋白或经巴氏消毒过的细菌能促进肥胖且患有糖尿病的老鼠的代谢。《自然医学》，2016

效——以 70℃以上的温度加热。其中一位研究者威廉·德福斯说："这完全是一个惊喜。更让人惊喜的是，从某些层面上说，这些细菌在加热之后更活跃了：它不仅能改善肥胖和糖尿病，还能从根源上阻止这些疾病的发生。"

对此功效负责的可能是在这些细菌外表层发现的一种蛋白质，它有个一点也不性感的名字：Amuc 110。以人类为对象的研究正在进行中，为此，他们创建了一个公司来提高艾克曼菌和 Amuc 110 的数量。

与此同时，你也可以通过食用富含多酚的食物来促进肠道中艾克曼菌的繁殖，还有一个办法是禁食。因为艾克曼菌和大多数与它竞争的细菌不同，它并不依赖你张嘴吞下的食物而生存（正如我之前提及的，它以肠壁的黏液为生），所以如果你削减摄入的热量，它就会繁荣生长。无论你的饮食计划是哪一种，我都建议你进行间歇性禁食，以促进肠道健康。把艾克曼菌当成你的禁食好朋友吧。

克里斯滕森菌（Christensenella）

让人难过的是，uBiome 的人没有在我的肠道里发现一种可爱的小细菌，它叫作"克里斯滕森菌"。拥有很多这种细菌的人大都很瘦，哪怕有时他们的饮食相当糟糕。

佐耶·巴德又高又瘦，她最近检测了自己的粪便，发现克里斯滕森菌是普通标准的 13 倍。

"我的食谱相当可怕，"她对我说，"我热爱牛角面包、培根三明治、曲奇和蛋糕。"她在尽力食用足够多的蔬菜，但通常只要一有机会，她就会冲向布丁和巧克力蛋糕。

克里斯滕森菌似乎是从母亲那里继承的细菌之一，只在基因编码正确的人体内繁荣生长。如果你现在并不拥有它，那么我们也不清楚你如何才能获得它。比如说，没有证据表明吃一胶囊的克里斯滕森菌能对你有任何益处（不过你可以在网上买到它们）。

佐耶的孩子和她一样，又高又瘦，所以孩子在继承了她的一半基因时，可能也继承了不少克里斯滕森菌。

乳酸菌（Lactobacillus）

我的乳酸菌含量也低得惊人。这种细菌排布在肠道里，非常擅长为肠道抵御坏东西，比如真菌病原体白色念珠菌（Candida albicans）。许多女性应该都很熟悉这种小浑蛋，因为它会引起念珠菌性阴道炎。乳酸菌能向念珠菌这样的病原体喷洒或注入过氧化氢，以此摧毁它。人们常常用过氧化氢来漂白头发。

如果你在治疗其他疾病时，因为使用抗生素而削弱了自己的乳酸菌，那么念珠菌就会有机会占领你的肠道。一旦它侵占了肠道，就很难把它驱逐出去。

有一些乳酸菌菌株对心理健康来说非常重要，那些以益生菌（容纳活细菌的胶囊）形式摄取它的人报告称，它能减少焦虑和易怒。

它还可以与其他益生菌一起帮助 IBS 患者治病。更多信息见后文。

双歧杆菌（Bifidobacterium）

最后，有一种细菌在我的肠道里也很多，实际上它的数量是平均水平的 3 倍，它就是双歧杆菌。这些家伙分解机体无法消化的纤维，和乳酸菌一样保护着我们的肠道，抵御其他不那么友好的微生物。

你在生命早期从母乳中获得了它，还可以从乳酪和酸奶中摄取很多这种细菌。这两种都是我喜欢的食物，这可以解释我的肠道里为什么有这么多双歧杆菌。和乳酸菌一样，它是普通的益生菌。

肠漏症

除了为肠道抵御有害细菌外，“好”细菌还能帮助强化肠壁，确保坏家伙不能离开肠道进入你身体的其他部分。一旦这种事发生，你就患上了“肠漏症”。

如果你告诉医生你得了肠漏症，他们很可能会翻着白眼叹气。许多医生认为它是一种虚构的病症，是那些呆头呆脑的替代疗法发起人为了向绝望的客户推销可疑的营养品而凭空幻想出来的。我以前真的就是这么认为的。

然而，现在有充足的证据表明，肠漏或“肠渗透性过高”是一种真实的病况，它的症状包括腹胀、腹痛、胀气、绞痛、疲倦、食物过敏，还有全身性的疼痛。

它可能出现在肠道感染、抗生素治疗期间，或是由糟糕的饮食、剧烈运动引起，此时形成肠道内膜的细胞之间不再紧密相连，而是开始松动。你可以把内膜想成中国的万里长城，它是来防御入侵者的，但现在有一些部件缺失了，敌人能从这些缝隙里挤进去。一旦细菌和其他毒素离开肠道，进入你的血液，你就有麻烦了。

诊断肠漏

肠漏症很难诊断，因此许多医生才会对它的存在如此怀疑。其中一个方法是使用“糖探针”，即让你喝下两种含有不同糖分的混合物。从化学的角度说，其中一种糖分子必须是又小又简单的（比如甘露醇），另一种应该是比较大、比较复杂的（通常是乳果糖）。

在正常的肠道里，小的糖分子能够挤过肠壁的缝隙，但大的糖分子不能。而如果你的肠道上出现了连大分子都能穿过的漏洞，那你的尿中就能检测出比普通水平高得多的乳果糖和甘露醇。

近来使用糖探针的研究表明，常见的肠道紊乱症状往往是由物理原因引起的，比如 IBS，它常常被认为是“想象出来”的。

多年腹痛、腹胀的人会变得焦虑又抑郁，这是完全可以理解的。抗抑郁药也许并不能把这些病症筛选出来，但改变饮食却可以，因为这种方法能具有针对性地促进“好”细菌的生长。本书中提供的食谱中有一些很不错的能抚慰身心的汤汁和奶昔，可以帮助你修复肠内膜。

坏家伙

除了维护肠道健康的微生物，那个角落里还有很多“坏家伙”，只要有一点点机会，这些细菌就会引发严重的肠道问题。我去过很多地方，尤其是世界上一些比较贫穷的地区，因此我个人对这些问题中的相当一部分非常熟悉。

弯曲杆菌（Campylobacter）

在各个国家中，它都是食物中毒最常见的起因，其症状包括腹痛、严重的腹泻，有时还会便血、呕吐。它也能导致 IBS 和关节炎，甚至还会导致流产。

你通常会在处理生鸡或煎鸡肉时染上弯曲杆菌。生鸡的一小滴液体就能感染人类，而市场上贩售的大多数鸡肉中都有这种细菌。

在把鸡放进烤炉之前清洗它，这是一个非常可怕的主意，因为这只会把这种细菌传播得到处都是。实际上，你只需要确保自己正确地烹饪就可以了。

大多数人都听过大肠杆菌、沙门菌和李斯特菌，但是由弯曲杆菌引发的严重的食物中毒事件比这三种加起来还要多。

大肠杆菌（E.coli）

许多类型的大肠杆菌都是无害的，但有些会引发出血性腹泻，从而导致贫血（严重失血），甚至肾衰竭。它们还是尿路感染的常见起因。若是肠道被大肠杆菌感染，通常是因为食用了未被充分煮熟（至少要加热到 71° C）的被感染的肉。另外，你还会因为喝生牛奶而感染上大肠杆菌。

沙门菌（Salmonella）

另一种小可爱是沙门菌，它引起的食物中毒症状是腹泻、胃绞痛和呕吐。这些症状通常是在吃下沙门菌后 12～72 小时开始出现的，持续时间可长达一周。如果你病得很严重，那需要去医院，因为拖延下去可能会脱水，导致死亡。伤寒沙门菌（Salmonella typhi）会引发伤寒症，这比食物中毒的症状更加严重，可能会致命。全世界每年大约有 2000 万人会感染伤寒沙门菌。

艰难梭菌（Clostridium difficile，亦写作 C.diff）

有那么一些细菌可能现在就在你的肠道里闲晃着，挤在你的“好”细菌旁边，给你造成了一点点伤害。艰难梭菌就是其中之一。你会遭受轻微的感染，然后医生会给你开一剂广谱抗生素，它将杀死你肠道中大部分正常的菌群，但艰难梭菌却毫发无损，因为它是一种很难对付的、极其耐抗生素的细菌。等到对手都被摧毁了，艰难梭菌就可能抓住机会占领肠道。

等到艰难梭菌占据主导位置时，就极难被消灭掉。其引发的症状包括水样腹泻、发烧、腹痛，而且能持续很多年。令人难以置信的是，在美国，每年有 2.9 万人因艰难梭菌而死，并且每年用于治疗此疾病的经费约为 15 亿美元。

标准疗法会用到很多抗生素，但通常都是无效的。在这种情况下，你能采取的最佳措施可能是一种听上去不太令人愉快的方法：粪便微生物移植（FMT）。

粪便微生物移植（FMT）

如其名所示，FMT 手术需要医生从一位健康的供者那里获取粪便，将其喷洒到一位受感染的患者体内，意在使健康供者的微生物战胜并摧毁艰难梭菌。移植可通过鼻饲管完成，不过用结肠镜将粪便喷射入体内，成功率会更高。除了过程让人厌恶外，它的主要缺点是供给的粪便必须经过筛选，以确保其中没有藏匿任何糟糕的东西。我曾观察过一次 FMT 手术，整个过程花费的时间不到 30 分钟，而结果很让人惊喜。

罗斯常年生活在疼痛中，24 小时随时都要准备冲进洗手间。用抗生素治疗的方法已经失败了无数次，但是她在几小时内就因获得粪便移植而痊愈了，手术后她立刻回归到正常的生活状态。

FMT 相对来说是一种新的治疗方法，不过获得了巨大的成功。随机对照实验表明，在简单的粪便移植手术后，有94%的患者完全康复，这是个令人震惊的比例。

这种治疗现在被试用于其他各种各样的肠道疾病，从IBS到肠漏症，再到2型糖尿病。人们甚至开始研发出自我治疗的版本，但这种疗法我真的不想在家里尝试。

寻找多样性

对于你的肠道来说，细菌的类型很关键，其多样性也很关键。你的菌群越多元化越好。失去一些次要的菌株不会有太大影响，但如果让艰难梭菌这样的“坏”菌株开始占领肠道，影响将是灾难性的。多元化的菌群能让你的肠道在腹泻发作后更迅速地恢复正常。

不幸的是，和野生动物一样，我们肠道中的许多菌种都在衰落，有的已经衰退了数十年。一部分原因是我们的食物范围太过狭窄，这意味着肠道细菌也必须依靠有限的食谱过活。在已知可食用的25万种植物中，我们能食用的不到200种。世界上75%的食物仅仅来自12种植物和5种动物。也因此，我才要鼓励大家扩展一下自己的食谱，试试发酵食品这样的东西，之前你可能从未考虑过它。

菌群衰退的另一个原因是人们广泛使用抗生素，人们不仅用它治疗疾病，还用它来给我们食用的动物增加体重。目前，欧洲已禁止例行使用抗生素来促进动物生长，但是在世界上的其他地区，这仍然是一种常见的举措，其中就包括美国。

最后一个原因：乳化剂。这种化学物质被添加在加工食品中，以延长它们的保存期限。有证据表明，它们会减少菌群的多样性，并且可能直接导致结肠炎和糖尿病。

如何使你的菌群更加多元化

有一种被称为“辛普森多样性指数”的量度，它能告诉你，你的肠道菌群有多么多元化。我最近的测量指数是 7.99。在给 uBiome 寄粪便样本的人里，我的成绩排到了“最多样性菌群”的前 30% 里。然而，这也没什么可吹嘘的，比如哈扎人（生活在坦桑尼亚的一个狩猎采集部落）的菌群多样性至少是我的两倍。

两三年前，杰夫·利奇决定试着拥有一个更健康的肠道，他发了一篇博客，标题是《获取野性：我为了获取世界上最健康的肠道菌群而进行的一年旅程》（没错，你没听错）。

他的尝试举措包括倒挂在非洲的一棵树下，让别人用一个漏斗往他的屁股里灌稀粪，这些稀粪是某个哈扎人的。

杰夫不算特别狂热或疯狂。事实上，他是个备受尊敬的科学家，也是美国肠道中心的创立者之一。美国肠道中心以加州大学的骑士实验室为基础，将自己称为“全国最大型的众包全民科学工程之一”。和 uBiome 一样，只需要一点适度的捐赠，他们就可以观察你的粪便，让你知道里面都有什么。

到目前为止，他们的发现包括：

- 食用的植物种类越多，你的肠道菌群就越多样化。
- 比起完全不喝酒的人，一周至少喝一杯酒精饮料的人有更多样化的菌群。

在“世界最健康菌群”的搜寻过程中，杰夫并没有让自己局限于吃更多植物以及时不时喝一杯。他决定和哈扎人一起生活，采纳他们的食谱，“吃植物、动物，喝一样的水（有时里面还漂着狒狒的粪）”，看看会发生什么。

后来发生了什么呢？哦，他的肠道菌群的多样性一开始下降了，不过很快又反弹了。

他还发现我们的朋友艾克曼菌强势增长。我之前提到过，艾克曼菌是好细菌，因为它的数量越高，意味着肥胖的程度越低。它还能强化你的小肠壁，以抵御糟糕的微生物入侵。杰夫和哈扎人生活了数周后，他的艾克曼菌从全无存在感变成了优势玩家。

他认为这里面有许多原因，其中一个原因是，他和哈扎人一样经常长期不进食。他在博客里这样写道：

“我要在这里冒一次险了，告诉你们，哈扎人——可能还有我们的祖先——会间歇性禁食……我不是指一整天不吃东西，哈扎人生活的区域有充足的食物。但是，当他们感到饥饿时，他们并不会立刻就打开一袋薯片，因为这样只需要付出一点点力气就能获得食物，有时还会因为它而将自己的进食欲望推后。这次大口吃饭和下一次大口吃饭之间多出来的这一点点时间，就是我说的哈扎人的间歇性禁食，而我在遵循他们的饮食习惯时也是这么干的。”

在杰夫的博客（humanfoodproject.com）里，除了削减零食，他还给出了各种建议，介绍了确保菌群更加健康的方法。它们包括：

1. 尽可能别用抗生素，因为使用广谱抗生素会“使你的肠道菌群要花费数周、数月，甚至数年恢复到正常水平——如果它们能够恢复的话”。

2. 打开一扇窗户。我们 90% 的人都在户内生活。研究表明，打开一扇窗户能增加屋内微生物的多样性，因此也很有可能会增加体内微生物的多样性。

3. 食用更多植物。这并不意味着你要放弃肉类，也不意味着要吃更多的胡萝卜。它的意思是，尽可能吃各种各样的植物，而且要吃很多植物的不同部分，而不是只吃好吃的那一部分。“吃整根芦笋，而不是只吃它的尖。吃西蓝花的茎，而不是只吃花冠。”

4. 让你的手变脏，最好是做园艺。这将使你和土壤中生活的数万亿细菌连接，并且这也是一个运动的好办法。

胶囊摄像机旅程的终点

在第一章的开头，我们邂逅了胶囊摄像机，就是我在科学博物馆吞下的那一个，当时它刚刚进入微生物的王国。我走马观花地瞥了一眼这黑暗的王国，发现摄像机越往前推进，镜头中的影像就越暗。不管怎样，天色已晚，博物馆要关门了。既然已经不太可能从这奇异的世界中传回任何更有用的镜头，那么是时候终止这场表演了。观众们回家了，我也回家了。

在无人观察的情况下，胶囊摄像机继续着它愉快的旅程，沿着我全长 1.5 米的大肠前行，穿过我肌肉发达的乙状结肠，进入我的直肠。很多个小时后（如果我没记错的话，大约是 12 个小时），它终于从我的身体里退场了。你一定很乐意看到，我清洗、擦亮了摄像机，将它作为这极不寻常的一天的纪念品保留下来。

从进入我的嘴到掉进厕所，胶囊摄像机总共花了约 20 个小时。这已经相当快了，因为据梅奥医学中心称，一次通过时间（从进食到排泄所花费的时间）通常可能是 40 个小时。在梅奥医学中心的一项研究中，健康的志愿者数据表明，男性的食物通过时间平均是 33 个小时，而女性则更长，是 47 个小时[1]。

如果你是一位热忱的自我实验者，想知道自己的食物通过时间，那你可以试着把吃下去的食物染成红色，看看你的粪便需要多久才会出现染料的颜色。

---

[1] http://www.mayoclinic.org/digestive-system/expert-answers/faq-20058340

小 结

→ 在健康的菌群中，微生物有丰富的多样性。细菌在这个平衡微妙的生态系统中互相竞争霸主地位。

→ 有一些细菌会生成丁酸盐这样能够抑制炎症的物质，比如乳酸菌和双歧杆菌。它们还会保护你的肠道，使之免受敌对微生物的袭击，并协助强化肠壁，避免肠漏症。

→ 吃太多垃圾食品、滥用抗生素都可能损害你的菌群，不过你可以将它的发展扭向更健康的方向，方法是改变你的食物、饮料，并拥抱伟大的户外环境。

→ 如今，花不到 100 英镑的钱就可以获取自己的菌群清单。它将告诉你肚子里有什么，它们是什么状态。如果你在遵循本书的某些建议后再次进行测试，很快就能判断“聪明肠子的食谱”是否促成了改变。另外，你还可以判断改变的程度以及自己身体的感觉。

第四章　你的菌群和你的身体是如何互相影响的

我们已经发现，一个健康的菌群应该由尽可能丰富多样的不同微生物组成。你的身体里有数万亿的微生物，它们加在一起的数量大约等同于组成你身体其余部分的细胞总量（微生物通常比人类细胞小许多）。

我接下来就会向你展示，它们能影响你的情绪、体重以及免疫系统的活跃程度。它们可以影响你，你同样也可以改变它们。你吃的东西、你的生活方式都会对你体内“雨林”里这些繁荣生长的生物造成巨大的影响。

但首先，你要怎么才能获得这些微生物呢?

你的菌群来自何处

大多数人的菌群都来自母亲。当你还生活在母亲的子宫时，肠道里基本没有微生物。接下来发生的事情将取决于你出生的方式。

如果你是自然生产的，那你会穿过产道，吸入母亲的排泄物和阴道液体。由于当时并不存在竞争对手，这些细菌会迅速占领你的肠道。稍后，如果你喝的是母乳，你还能从母亲的乳汁里获取“好”细菌。

如果你是经过剖腹产手术（C–section）出生的，那事情就完全不一样了。你接触到的第一批细菌将是那些游荡在手术室里的细菌、那些抱你的人的皮肤上的细菌，以及你出生头几个小时里吸入或吞入的任何细菌。剖腹出生的婴儿粪便样本表明，他们的肠道菌群居民和那些自然生产的婴儿的完全不同。

这重要吗？是的，非常重要。哈佛大学公共卫生学院的研究者做了大量研究[1]，我们因此得知，剖腹产婴儿更有可能变成肥胖儿童和超重成人。

这个研究项目有个贴切的名字：GUTS（Growing Up Today Study，意为现代成长研究，缩写恰好是“肠道”的意思）。研究者们追踪调查了超过 2.2 万名婴儿，从他们出生一直到他们长成成年人。他们在这些孩子成为青少年时给他们称重，等他们 20 岁时再次称重。

研究结果非常引人注目，在兄弟姐妹的对照组中更是如此。尽管分享着相同的基因，在同一所房子里长大，吃着相同的食物，但剖腹产出生的孩子变胖的可能性比他们自然生产的兄弟姐妹要高出 64%。这一证据强有力地表明，肠道细菌是形成差异化的关键。

“在许多情况下，剖腹产无疑是一种必需的救生手术，”研究负责

[1] 剖腹产与后代在儿童期、青春期和成年早期发胖风险的联系。《美国医学会 JAMA 小儿科期刊》，2016

人豪尔赫·查瓦罗说，“但对于母亲和新生儿来说，剖腹产也有一些已知的风险。我们的研究成果表明，肥胖的风险也是一个要考虑的因素。”

剖腹产婴儿更有可能在之后的人生里出现过敏症状。目前，剖腹产手术执行率在英国约为 26%，在美国约为 35%，在中国约为 50%，在巴西约为 80%，这将给我们的未来带来很多问题。

不过，如果执行了剖腹产手术，还有一个办法可以绕过这个问题，那就是尽快让婴儿曝露于母亲的微生物中。这个方法被称为“阴道液体播种（vaginal seeding）”或“微生物植产（microbirthing）”，就是用一根棉签从母亲的阴道和肛门取样，将其涂抹在刚出生婴儿的嘴、眼和脸上。

这种方法自有其追随者，但是伦敦帝国学院医学系的奥布里·坎宁顿博士并不认为它有多好。他认为除非是在精细控制的条件下完成，否则潜在的风险超出了任何可能存在的优点，比如婴儿可能会被妈妈的传染病感染。

他说：“一位同事不得不干涉了某位患有生殖器疱疹的母亲，她正在进行剖腹产，并准备使用上述方法，棉签可能会把疱疹病毒传染给宝宝。”

另外，他认为还有更好的办法能确保婴儿拥有最佳的人生起始点。“对于婴儿的肠道细菌而言，鼓励母乳喂养，以及避免使用不必要的抗生素，可能比用棉签转移阴道液体更重要一些。”

母乳喂养确实能为婴儿的肠道菌群提供一个好的开始，而且母乳喂养还有一个很大的优势：比起只用奶粉喂养的婴儿，母乳喂养的婴儿患湿疹或哮喘的概率要小一半。

母乳是脂肪、蛋白质和碳水化合物的优质混合体，而且它还含有婴儿无法消化的复杂糖类。看起来，它的主要作用就是喂养婴儿肠道中极有可能正在生长的“好”细菌。母乳演化出为这些老朋友供给养料的功能，这完全证明了这些老朋友有多么重要。

随着年龄增长，我们的菌群改变了，占领肠道的物种数量变得更多，婴儿的菌群中可能有大约 100 种微生物，而成人的肠道里可能有约 1000 种微生物。3 岁时，我们的菌群就基本上稳定下来，不过它依然可以改变，影响因素包括感染、抗生素治疗和饮食变化。

尽管你对自己的出生方式以及母亲喂养的方式无能为力，但你还是可以改变目前喂养自己的方式，并改变你的微生物群落。在谈到这一部分之前，我想先谈谈成年后你的微生物群落是如何以各种惊人的方式影响你的，我们将钻研这些方式中的一部分。

小 结

→ 肠道菌群是在生命的头一两年形成的，且深受出生方式的影响。

→ 母乳中混合了蛋白质、脂肪和碳水化合物，还含有婴儿无法消化的复杂糖类，但这些成分能促进好细菌的生长。古怪的是，母乳中所含的某些成分只具备喂养“老朋友”的功能。

你的菌群是怎么让你变胖的

正如我们刚刚看到的，剖腹产出生会对你的肠道菌群和腰围产生持久的影响。

在孩提时反复接受抗生素治疗也会增加超重的风险，在出生头 6 个月内接受抗生素治疗尤其如此。

作为一个成人，你特有的菌群结构能以不同方式帮助你增加体重。

1. 比起其他人，某些肠道细菌会从你吃下去的食物里提取更多能量。

2. 它们可以在你进食时影响你的血糖水平。

3. 它们可能影响你的心情，并影响你对食物的选择。

从食物中提取能量

我们的消化系统并不是百分之百有效。我们摄入的某些热量也会被排泄出去。另外，虽然食物中的大部分能量都是由肠道提取的，但是我们也依赖肠道细菌来消化食物。肠道里完全无菌的老鼠比正常老鼠瘦很多，哪怕它们摄入的热量是一样的。

我们还知道，厚壁菌之类的细菌更擅长于从食物中提取能量。这意味着，如果我肠道里的厚壁菌比我妻子的多（事实的确如此），在我们吃了一顿完全相同的餐点后，我排出的热量比她排出的要少。

其证据来自英国国家食品研究所进行的一项研究。研究者们收集了 32 个儿童的粪便，其中一半儿童超重，一半儿童体重正常。而后将这些样品提供给了老鼠。

尽管这些老鼠所吃的食物都一样，但比起得到体重正常儿童粪便的老鼠，得到超重儿童粪便的老鼠明显增重了。研究者还测量了老鼠粪便中未消耗的能量，发现那些体重增加最少的老鼠排出了最多的热量[1]。

减重不仅仅是少吃多动，为什么？

像上述这类研究动摇了前半个世纪主宰体重控制领域的一个理念："卡路里加减法（CICO）"。CICO 认为，我们变胖是因为我们吃下去的热量大于燃烧掉的热量。因此，减肥的要诀就是少吃多动。

我反对，它当然没有这么简单。正如之前提到的，你肠道里的细菌能影响进入以及停留的热量总量。我们还看到，肠道并非对所有食物都一视同仁。吃蛋糕和吃牛排对身体的影响并不相同。

和牛排不同，蛋糕里的糖和面粉会被迅速吸收，让你的血糖飙升。你的胰腺将对此做出反应，泵出胰岛素以降低血糖。它还会使你的身体切换到储脂模式，蛋糕里的能量将以脂肪的形式被储存。

但是胰岛素峰值过后通常都跟着血糖水平的暴跌，这会让你觉得又累又饿。研究表明，当这种情况发生时，你会吃下更多东西，于是你的体重就会增加。因此，避免血糖经常性地激增是很重要的。

---

[1] 对于被移植了人类微生物群落的老鼠而言，微生物的大规模传播影响了其代谢表型。《美国医学会 JAMA 小儿科期刊》，2016

为此，你不仅需要削减甜饮和点心的摄入量，还要削减任何能让你血糖激增的食物。

它们都是什么呢？哦，有一个数值叫作“升糖指数（GI）”，它根据食物对血糖水平的影响而分级。

易于消化的碳水化合物有很高的升糖指数，比如，白面包、米饭、土豆和意大利面。而含有纤维的食物升糖指数较低，包括西蓝花和全谷物（可前往 glycaemicindex.com 浏览清单）。

升糖指数是一种有用甚至有时效果惊人的指南（谁会想到一个白煮土豆和一茶匙糖有相同的影响力呢），但它的作用还是有限的。为了给特定食物创建升糖指数，10～20 名志愿者食用这些食物，研究者随后测量他们血糖的变化。以此为基础，他们计算并发表了平均升糖指数表。

问题在于，不同的人对相同的食物有不同的反应。原因是什么？他们肠道里有不同的菌群结构。

我们知道这一点，得益于以色列魏茨曼科学研究所的大规模研究，它是有史以来该类研究中最大型的一个。

个性化营养

魏茨曼科学研究所进行的个性化营养研究是我知道的最迷人的研究，它承诺并的确创建了首批真正个性化的节食食谱。

为了这项研究，免疫学家埃兰·叶林纳弗博士和计算机科学家埃兰·塞加尔博士招募了 800 位志愿者，为他们做了大量测试。在研究开始时，他们采集血液和粪便样本，并且进行各种身体测量，比如测身高和体重。

志愿者们还在皮下装配了监控器，它几乎能不间断地测量血糖水平。他们戴了一周的监控器，详细记录了他们吃的和喝的每样东西，他们睡了多久，做了多少运动。两位博士想研究志愿者的日常饮食和生活习惯对他们的血糖水平有什么影响。

总而言之，科学家们收集了超过 150 万份血糖测量数据。

让所有人惊讶的是，完全一样的食物对不同人的血糖水平造成了完全不同的影响，而且这些影响常常让人意想不到。有些志愿者的血糖水平会因为米饭而飙升，而另一些人对米饭的反应非常小。

巧克力对人的血糖水平有严重的影响吗？对有些人来说有，但对有些人来说没有。

研究团队从采集的粪便样本里获取数据，再加上诸如年龄和性别这一类细节，创建了一种运算法则，这种运算法则能预估什么食物会让某个特定的人血糖激增。

接着，他们在新的一批志愿者身上测试了这个算法，将预估结果和人们实际的反应进行了对照。那么对照结果如何呢？极其不错[1]。

最后，他们又招募了一批志愿者，采集了他们的粪便样本，运用数据，为他们每一个人创建了一份个性化食物清单，其中包括“好”

[1] 通过血糖反应预测的个性化营养食谱。Zeevi 等人，《细胞》，2015

食物和“坏”食物。

志愿者被要求在两周时间里遵循他们的个性化食谱。其中一周，他们必须食用的是算法预估会给他们的血糖水平带来坏影响的食物；另一周，他们只吃清单上的“好”食物。

“好”清单上不只有沙拉和蔬菜，“坏”清单上也不只有蛋糕。有些人完全可以随便吃巧克力、饮酒，另一些人却必须避开显得很健康的食品。

据埃兰·塞加尔称，两周的结果出现了巨大的差异。“执行‘坏’食谱时，他们的血糖升高到了异常的程度，但执行‘好’食谱时，他们的血糖就停留在健康的范畴。”

我的一位朋友萨莱哈·阿赫桑博士出于好奇，去以色列做了这个实验。

萨莱哈的旅程

萨莱哈是一位忙碌的急诊医生，她时常忙个不停，没有时间好好吃饭。她曾在军队里工作，并且非常适合那里，但是自从伤了膝盖后，她就不得不约束自己的运动量。结果她的体重增加了不少，而她热切地想要改变这一状况。她告诉我：“我早就在注意自己吃的东西了，但目前我好像没办法减掉体重。我需要帮助。”

对于萨莱哈而言，不仅仅是想要看起来苗条一点这么简单。她有 2 型糖尿病家族史，知道自己走上老路的风险非常高。她还患有多囊卵巢综合征，因此减掉腰部的脂肪会对治疗有所帮助。

于是，她去魏茨曼科学研究所见了两位博士，并在那里度过了一段时间。和所有其他志愿者一样，她在皮下装配了血糖仪，这样就能不断地测量自己的血糖水平。她的睡眠和活动水平由一条腕带监控，还有一个 APP 记录她的情绪以及她吃的一切东西。他们也收集了她的粪便样本，检测表明她体内有一类细菌的数量特别多，这与肥胖和糖尿病相关。

接着，她在 6 天里食用研究所提供的食物，以测量血糖对这些食物的反应。

最后，她得到了两张食物清单。一张绿色的“好”清单，其中包括牛油果、香蕉和黑巧克力；还有一张红色的“坏”清单，其中包括了一些她喜欢的食物，比如寿司和葡萄，她一直以为它们很健康。

她同意在一个月里只吃绿色清单上的食物。

过了 3 周，她开始注意到了变化。她白天不再觉得累，也不再突然觉得很饿了。她的皮肤状况得到了改善，她的一颗结石小了一半。

“我曾经责怪自己太懒惰了，”她说，“现在我意识到，事情不是这么简单。一开始吃那些不怎么会使血糖激增的食物，我的状况就不再起起伏伏，也不再突然间饿得难受。”

通过改变食谱，她改变了肠道里细菌的种类。在当月的末尾，与肥胖和糖尿病相关的细菌数量明显减少了。

但对于我们大多数人来说，待在以色列，戴上血糖监控仪，测算无数不同的食物造成的影响——这是件难以实现的事。因此，两位博士组建了一家公司，使得研究工作商业化。这个公司刚刚启动。

你可以注册，付钱，然后他们会给你寄一套工具，用来收集粪便样本。你还得填一份简短的调查表，做一个糖化血红蛋白（HbA1c）测试（这是一种血液测试，能准确测量你过去 90 天内的血糖水平——你可以找医生完成这个测试）。

你把这些寄出去，他们对它进行分析，然后用他们的算法生成一个个性化营养清单，它将向你推荐特定的食物 / 餐饮。如果你想降低血糖，你就应该吃这些食物。如果你坚持吃绿色清单上的食物，避开红色清单上的食物，那么你将会像萨莱哈一样减少体重，并且觉得身体更健康了。他们认为这是通向真正个性化食谱的第一步。这是初期阶段，但已经很有趣了。（想要了解更多信息，可以浏览我们的网站：cleverguts.com。）

为了评估这个方法到底有多大效果，两位博士又启动了另一项实验，在这项实验中，他们将追踪调查一大群人一整年。他们招募的这些人患有前驱糖尿病，意思是很可能发展出 2 型糖尿病，因此这是对他们的饮食理念的重要检验。

他们自然不缺志愿者。从前的参与者对实验充满热情，总是力劝家人、朋友们来参与。

悠悠球式节食

两位博士也研究了悠悠球式节食对肠道细菌的影响。节食过度的人都知道，最大的挑战不是减重，而是保持减重后的体重。许多人开始节食，甩掉一些脂肪，遭遇平台期，丧失信心，然后体重反弹。

正如我们之前看到的，让保持体重变得尤为艰难的原因是我们的身体在脂肪减少的情况下会奋力抵抗，用食欲激素来抗击我们的意志。当你的脂肪细胞收缩时，身体会生成更多让你饥饿的激素，而抑制食欲的激素会变少。这是个坏消息。好消息是，如果你咬牙坚持住，那么食欲激素的生成水平就会重置。

有趣的是，你的菌群似乎也是悠悠球式节食问题的肇事者之一。

为了弄清楚事实真相，两位博士带领一个研究团队喂养老鼠，直至把它们喂得很胖。然后这些老鼠被强制执行一份低热量食谱，直到它们恢复之前的苗条身材。科学家们将这个实验重复了多次。最后，老鼠看起来和它们最初时一模一样。

但实际上并非如此，只要有机会随意进食，这些老鼠增加体重、积蓄脂肪的速度比它们第一次被喂食高热量食物时增肥的速度更快。这是因为它们的菌群发生了改变，新的微生物组合中包含许多支持增重的成员。

“看起来，菌群保持着之前肥胖期的‘记忆’，”埃兰·叶林纳弗说，“当老鼠重新采用高热量食谱时，新的菌群就加快了体重增加的速度。”

幸运的是，他们发现了一种逆转的方法，即给老鼠喂食类黄酮。

类黄酮是植物分泌以保护自身免受寄生虫和严酷天气侵害的物质。你能在蓝莓、樱桃、黑莓、李子、葡萄、番茄和绿茶中找到它。它是强大的抗氧化剂，并且能支持你的身体燃烧脂肪。

两位博士证明了，至少在老鼠身上，悠悠球式节食会产生不健康的菌群，其中富含执意要摧毁类黄酮的细菌，继而导致迅速增重。

他们在老鼠喝的水里加了一些类黄酮后，发现老鼠被“重置”了。当执行高热量食谱时，它们不再加速增重。

两位博士使用的类黄酮是芹黄素，它存在于欧芹、块根芹和菊花茶中；还有柚苷配基，它存在于葡萄柚、橙子和番茄皮中。吃这些食物不太可能让你和老鼠一样获得相对大量的类黄酮，我们甚至不清楚对老鼠有用的类黄酮是否对人有用。但它们都是些不错的食物，所以你能损失什么呢?

小 结

→ 你的菌群决定了你会从食物中提取多少能量，并从一定程度上决定了你会增加多少体重。

→ 你的菌群也会影响你的血糖水平对特定食物的反应。

→ 通过分析粪便样本，我们可以预测什么食物会让你血糖激增。以正确的科学为基础，这能让我们有可能得到真正个性化的节食食谱。

→ 食用类黄酮或富含类黄酮的食物也许能帮助你避免节食后的体重反弹。

→ 令人不安的是，有证据表明，你的菌群能影响你对食物的选择。

菌群和大脑

我们比较愿意相信我们全权掌控着自己的决定，比如从决定吃什么到假日去哪里玩。但事实是，我们的很多决定都是出于潜意识的，由我们没有发觉的信号和暗示指引的。

去工作的路上，你为什么吃了小松饼？是因为你真的很想吃，权衡了利益和花费，然后决定买它，还是说你走进咖啡店里看到了它，一时兴起就选了？大多数人在大多数时间都对进食不花心思，只凭习惯引导，并受广告的影响。

但是我们的肠道细菌呢？潜伏在我们肠道里的这些小小的单细胞生物也能影响我们的决定，这听起来是否有道理？

我认为这是有道理的，而越来越多研究这一领域的科学家也认可这一点。我们的微生物的确有机会、有动机、有办法操纵我们。

我之前说到过肠子里的第二大脑，肠道系统中所含神经元数目等同于猫脑子里的神经元数目（我喜欢这个事实），它通过交感神经与你头上的大脑相联系。交感神经犹如一条繁忙的电话线，有无数信息在向两方传递。肠道系统向你的大脑传话，然后大脑又回话给它。

有足够的证据表明，你的微生物能黑进这个系统，通过交感神经直接对你的大脑说话。它还会生产一系列激素和神经递质，这些物质通过你的血液抵达你的大脑。

比如说，多巴胺。众所周知，它是一种“让你感觉良好的激素”。肠道里的微生物能生产大量多巴胺，可能是为了奖赏你做了它们想让你做的事（比如吃更多蛋糕）。它们还会生产一些能控制你情绪的化学物质，比如血清素和 γ－氨基丁酸（GABA，这种神经递质的作用和抗焦虑药物安定相似）。它们甚至能制造出一系列和主要饥饿激素——瘦素、胃饥饿素和 PYY——异常相似的化学物质。

也就是说，这些微生物有手段，也有动机。怯懦的生物无法在你的肠道里生活，那是一场永无止境的战争。肠子里的生活是肮脏的、残忍的、短暂的，微生物不仅要争夺生存空间和稀缺资源，还对饮食有不同的需求，比如有些需要大量糖分，有些热爱脂肪。你给嗜糖的细菌喂的糖越多，它们就会想要更多。它们不像一只友好的狗，后者等在那里，对出现的任何东西都表示感激。它们挣扎求存，会做任何能让自己获得优势的事。

亚利桑那州立大学心理学系的阿克蒂皮斯博士说："微生物有能力操控行为和情绪，它们的办法是改变交感神经里的神经信号，改变味觉受体，生产毒素让我们情绪变坏，释放化学奖赏让我们感觉良好。"她最近参与复审了一份科学文献，文献中有一个问题："饮食行为是由胃肠菌群操控的吗？"答案是"是"。他们整理出了十分有说服力的论据，证明微生物不仅能影响我们吃多少，还能影响我们吃什么[1]。

他们的研究表明，如果你的肠子里有各种各样的物种，这意味着你更瘦更健康；如果肠道生态系统更具局限性，那你就可能超重且生病。

为什么会这样呢？论据称，在一个多样化的菌群里，所有微小的

---

[1] 饮食行为是否受胃肠菌群操控？进化压力和潜在机制。《生物学论文集》，2014

生物都吵吵嚷嚷地发表意见，就像一帮小孩在同时叫嚷，那么这些意见就可能被忽略。一旦某一个群体开始占领主导地位——比如热爱垃圾食物的群体，那么问题就来了。作为一个帮派，这些坏家伙有了很大的影响力，通过产生化学信号，使你对垃圾食品产生渴望，你会发现自己很难抵制这种欲望。

那么，我们要怎么确定事实真的是这样的呢？目前，证明微生物能改变行为习惯的最强有力的证据来自动物研究。科学家们很久以前就知道，感染了弓形虫（Toxoplasma gondii）细菌的老鼠会变得极其莽撞。在正常情况下，老鼠会躲在阴影里，避免和猫有任何接触。但是感染弓形虫后，它们的行为会完全改变。它们会被猫尿吸引，而且会蓄意进入开阔空间，最后被杀死。弓形虫细菌正在操纵老鼠的行为，它们想被猫吃掉，这样它们就可以感染猫。

相似的是，如果你把这些展现出类焦虑行为特征的（没人会说“焦虑的老鼠”，因为我们不知道它们是怎么想的）老鼠的粪便喂给肠道里没有弓形虫的老鼠，那么后者会开始以一种更焦躁的方式行动。

科学家们还发现，如果给老鼠喂食名为“鼠李糖乳杆菌（L.rhamnosus）”的细菌[1]，它们在水中能游得更久、更顽强。他们进一步发现，如果把这些老鼠的交感神经切断，那么它们的肠道不能再与大脑对话，在喂食这些细菌后，它们的行为也不会改变。

但涉及人类时，证据就变得不那么直接可靠了。在一项研究中，

[1] 摄取乳酸菌菌株能通过交感神经调节一只老鼠的情绪性行为和中央GABA受体表达。Bravo等人，《美国国家科学院院刊》，2011

有22名志愿者[1]参与了实验，其中一半人对巧克力上瘾，另一半对巧克力没什么感觉。研究者发现，尽管两个群体都执行完全相同的食谱，但热爱巧克力者的菌群结构与另一组人的完全不同。

还有一个令人印象深刻的双盲随机安慰剂对照实验，研究表明，向抑郁者提供一种混合有嗜酸乳杆菌（Lactobacillus acidophilus）、干酪乳杆菌（Lactobacillus casei）和两歧双歧杆菌（Bifidobacterium bifidum）的益生素[2]，能明显改善他们的情绪。

求知欲旺盛的科学家们将注意力转向婴儿，审视他们的尿布，发现比起那些不怎么哭的孩子，患有疝气（哭得停不下来）的孩子的菌群多样性较低，拟杆菌（“好”细菌）也更少。一种说法是，经常尖叫的孩子会让父母更多地注意到自己，为自己喂食，从而给那些刺激婴儿肠道并使之尖叫的细菌供给更多食物。

从所有这些信息里还能得出一个令人毛骨悚然的结论：对某种食物的渴望可能有传染性，能从一个人身上跳到另一个人身上[3]。也许对食物的渴求及其导致的增肥倾向不仅仅有社交传染性，还具有真实的传染性，就像感冒一样。

老实说，我觉得这种理论有点牵强附会。我和妻子一起生活超过30年了，她完全没有被我的嗜甜习惯传染。

---

[1] 人类代谢表型与健康个体的特殊饮食喜好直接相关。Rezzi等人，《蛋白质组研究期刊》，2007

[2] 重度抑郁症患者服用益生菌的临床及代谢反应。Akkasheh等人，《营养学》，2016年3月；32（3）：315-320. doi: 10.1016/j.nut. 2015.09.003

[3] 在超过32年的时间里，肥胖症扩散形成了一个大型社交网络。Christakis和Fowler，《新英格兰医学杂志》，2007 （http://www.nejm.org/doi/full/10.1056/NEJMsa066082#t=article）

伴随着研究抛出来的这种相当恐怖的可能性，还有一些让人宽慰的理念：如果食欲真的是由你肠道中一群狡猾的细菌产生的，那你就完全有能力把它们饿死。

你需要做的就是远离你渴望的食物（我并没有低估这件事情的艰难程度），那么当那些细菌相继死去后，这种渴望就很可能会消减（下一章我们会更多地聊到这个话题）。

小 结

→ 你的肠道细菌能通过交感神经直接和你的大脑联系。

→ 它们还会产生饥饿激素和神经递质，用这些物质来影响你的食欲和行为。

→ 如果真是这样，那么通过改变你肠道中的细菌也许就能改变你的食欲。

过敏和肠道细菌

200 年前，发达国家中人们的平均寿命不到如今的一半。人们在年轻时就会死于各种传染病，如伤寒、霍乱和肺结核。但他们通常不会患上自体免疫疾病，比如 1 型糖尿病或是哮喘这样的过敏性疾病。19 世纪，在简 · 奥斯汀的小说里，并没有哪个章节会抱怨花粉症或食物耐受不良；查尔斯·狄更斯也从未暗示过雾都孤儿奥利弗·特威斯特或他的哪个小滑头朋友会因湿疹而痛苦。过敏症是一种现代瘟疫，是21世纪生活方式的产物。

自体免疫疾病和过敏的共同点是，它们都是由过度反应的免疫系统引发的。关于它们为什么会发生，有一种流行的理论，称为“卫生假说”。说得粗俗一点，问题就在于我们太干净了。

卫生假说称，抗生素和湿纸巾让我们的环境变得越来越无菌，我们的免疫系统对此做出反应，变得过度敏感。因此，它不仅仅会抵御真正的威胁——比如霍乱，还要处理花粉或麸质这样的东西，把这些物质当作敌人。我们把世界清理到了一个极端的地步，致使我们的免疫系统无事可做，开始发狂。

卫生假说称，免疫系统有点像一个脾气暴躁的青少年，无聊透顶，决定开始拆房子。解决办法是什么？给它点事情做，给它一些敌人，让它去战斗。

有些人把它的意思扩展为：我们应该故意让孩子在小的时候接触传染病。而另一些人用这个理论去攻击接种疫苗，声称它“盖过”了免疫系统。

卫生假说的问题在于，它可能是错的，而且不符合事实。近年来，它正在被一种更精细、看似更有理的版本取代，后者关注了我们之前提及的老朋友的问题。

据老朋友假说称，真正的问题不在于你的免疫系统很无聊，而在于它很无知。和我们一样，我们的免疫系统降生到世界上时，要学的东西多得可怕。它需要迅速学会的一件事情是，分辨什么是危险且需要抗击的，什么是没问题应该放过的。你绝对不希望你的免疫系统对你肠道里的微生物进行无差别攻击吧，因为其中很多细菌对你的健康来说很重要。

在过去，老朋友们会给免疫系统上这些重要的课程，这些肠道细菌已经和我们一起进化了数百万年。

不幸的是，如前所述，由于过度使用抗生素以及食用以精加工食品为主的食物，这些老朋友中的许多分子都离开了我们，或是存在的数量很少。

因此，真正的问题不在于我们接触的传染病太少（这是危险且有害的），而在于我们与共同进化的细菌失去了联系。没有它们，我们的免疫系统就不能顺利地工作。我们一直在失去或是意外杀灭了无数重要的老朋友，这才引发了现代的过敏与自体免疫问题。

下一章将重点讨论你如何培养其中的一些老朋友，与它们重新建立联系。但在此之前，我想向你介绍一种肠道寄生虫，它也和我们一起进化了数百万年，过去它对控制和教导我们的免疫系统产生了重要的作用。它不算是一个老朋友，但是在适当的环境下，它能成为一个有益的同盟。

可怕的钩虫

钩虫生活在小肠里，是一种令人十分不快的吸血寄生虫。全世界

5 亿左右的人感染过钩虫，这种寄生虫在热带和亚热带是一种主要的健康危害因素。

它们的生活方式既迷人又恶心。它们生活在人的肠道里，在那里配对。雌性钩虫一天会产出约 3 万个卵，它们随着粪便退出肠道。这些温暖的粪便保护着这些卵，并给它们提供营养，然后它们孵化成幼体，耐心等待下一个宿主出现。

如果你刚巧经过，赤着脚，踩到了感染了幼虫的地面，它们会迅速钻进你的皮肤，一路旅行到你的肺里。这会让你一直咳嗽，使得它们上行到你的气管，再钻进你的食道。你吞下它们，它们以某种方法熬过了你胃里温暖的酸性浴，抵达你的小肠。在这里，它们抓住你的肠壁，开始吸你的血。

知道这一切后，你可能会疑惑，怎么还会有人蓄意让自己感染上钩虫呢？答案是，如果你极其绝望，那你就可能会尝试一切办法。

我在一家印度餐馆里遇见了丹尼尔·海曼，我们两人各要了一份辣咖喱饭。这是丹尼尔在数年前绝不会想做的事，因为他得了克罗恩病，这是一种炎症性肠病（IBD）。IBD 影响着美国 1300 万人，和大多数自体免疫疾病一样，它的发生率也在不断上升。这类患者的免疫系统会攻击他们自身的肠壁内膜。这种病可能是由一次感染引发的。

和乳糜泻不同，简单地移除刺激源并不能治疗 IBD。就像一个盯准了你家的流氓一样，它总是来骚扰你。你的症状可能在某些时段缓解了，但它基本上会伴随你一生。

IBD 的症状包括疼痛、反复腹泻或出血性腹泻、极度疲劳，还有减重。你将接受的第一步治疗通常是用类固醇缓解症状。如果这不起作用，你可能要进行药物治疗，用它来抑制你的免疫系统，或缓解炎症。有些人最终会把发炎的肠段摘除。

丹尼尔曾试图用传统药物控制自己的病情，但他的感觉一直很糟糕，于是他转而使用某些非常不传统的办法——用钩虫。

丹尼尔登上网页，从某个在自己身体里培育了钩虫的人那里预订了活钩虫幼体。等到这些幼体寄到后，丹尼尔把它们放在自己的皮肤上，它们钻了进去，一路到了他的肠道里。效果并不是立竿见影的。事实上，过了近一年的时间，他才觉得自己完全好了。

“身体里有寄生虫，这个想法不会让你害怕吗？”我问他。

“完全不会。”他回答我时平静得出人意料，“我相信人类在进化时，体内有足够多的寄生虫。它是生命的一部分，你可以试一试。”

然后，为了表明他真的有所进展，他开始埋头大吃菜单上最辣的咖喱饭。他使我确信，他不再害怕这种食物了。“我终于自由了，感谢这些蠕虫，我现在差不多能吃任何我想吃的东西。”

那么，到底发生了什么？为了了解情况，我去见了伦敦卫生与热带医学院的海伦娜·赫尔姆比，她正在研究蠕虫和免疫系统的相互作用。

“我们有一个复杂的免疫系统，”她告诉我，“它总是在监控我们。但这些大型寄生虫和我们一起进化了数百万年，它们已经找到了对付免疫系统的方法。方法之一是通过分泌能操控免疫系统的化合物，来抑制免疫系统的反应。这种做法使这些蠕虫能够存活，不过它对我们也有益处。它们被允许留在肠道里，是因为任何想要杀死它们的意图对宿主来说都很危险。因此，寄生虫和我们之间存在着不稳定的停战协议。”

大家都知道过敏和 IBD 一类的疾病发生率在急骤升高，这主要是因为我们的身体里没有足够多的老朋友——海伦娜同意这个说法。而她不赞同的是人们蓄意自我感染的做法，就像丹尼尔做的那样。

海伦娜说：“在 100 多年的时间里，科学家致力于根除这些疾病，现在人们为什么想要重新感染它们？这些寄生虫生活在肠子里，到处打转，吸人们的血，产出卵和幼虫。如果你被太多这种寄生虫感染，就会贫血。是的，我们应该弄清楚它们起作用的过程，但是，我们不应该从网上预订它们。”

大多数科学家的想法和海伦娜一样，认为感染钩虫作为治疗方法有太多缺点。所以，他们改为测试更良性的寄生虫，比如鞭虫。先不论恶心的因素，有一些临床试验成功地用这些虫子治疗了 IBD。在一项研究中[1]，他们招募了 90 个人，让其中一半感染了鞭虫，给另一半施以安慰剂。没有任何一位志愿者知道自己属于哪个阵营。效果如何呢？感染鞭虫的人中有 43% 感觉身体变好了，而安慰剂对照组的比例是 17%。挺不错的，但显然还不够完善。

古怪的是，在我和海伦娜会面之后不久，我就获得了让自己感染寄生虫的机会。对我而言，这些虫子相当大。我志愿参加萨尔福德大学进行的一个研究项目，吞下一些绦虫囊尾蚴。

我吞下的囊尾蚴来自一条牛带绦虫（*Taenia saginata*），它是我们从肯尼亚的一个屠宰场里找到的。就寄生虫而言，牛带绦虫相对无害，

---

[1] 寄生虫疗法诱导缓解炎症性肠病。Garg 等人，《科克伦系统综述数据库》，2014（https://www.ncbi.nlm.nih.gov/pubmed/24442917）

且只感染人和牛。但从另一方面来说，大型绦虫会变得非常危险，因为其幼虫有时会移动到脑部。也正因如此，你绝对不该在某些较贫困的地区吃下生牛肉或未煮熟的猪肉。

有很多人相信绦虫能帮助自己减重。在维多利亚时代，女性为了减掉几磅而吞下绦虫卵是一件比较常见的事。这基本上就是浪费时间，因为绦虫卵对人并没有传染性。它们必须先被一头母牛或公牛吞下，形成囊尾蚴。只有当你吃下感染了囊尾蚴的生肉时，才能得到寄生虫。

但是，就算你被它感染了，真的会减重吗？我吞下了三只绦虫囊尾蚴，那是我们从一头死牛的舌头上弄出来的（我想确保自己真的被感染了）。尽管三只虫子寄生在我体内两三个月了，但我还在增重。

有可能是绦虫在鼓励我多吃，也有可能是我无意识地因为它们的存在而补偿自己。不管怎样，它们看起来不是减重的好帮手，但也没有给我造成任何明显的问题。

事实上，它们引起的麻烦如此之少，以至于我吞下它们两个月后才第一次完全确定它们真的在我的肠子里。当时我吞下了一个胶囊摄像机，看到它们贴在我的小肠壁上，看上去自在得很。

在我开始进行这项特殊的自体实验前，我和妻子达成一致，要在绦虫完全成熟之前杀死它们。一旦完全长大，它们就会脱落节片，这些节片会到处爬行，寻找新的宿主。我妻子不太想和任何绦虫节片分享我们的床，这完全可以理解——它们可能会在夜里爬出我的身体，爬到床上。

我认识一位绦虫专家，在参与一个研究项目时，他曾让自己感染了绦虫，而后，在高速公路上驾车时，他非常不愉快地体验了一次节片爬上他裤腿的经历。

总之，我看到并录下年幼的绦虫在我肠子里的景象，完成了一连串测试后，就吃了一点药，终结了实验。尽管我一直在观察，但始终没看到有虫子出来。所以，我只能假定它们死掉以后，我的身体把它们当作食物消化掉了。这是个讽刺的结局——寄生虫被宿主吃掉了。

小　结

→ 细菌影响我们的免疫系统。“好”的那些是我们的老朋友，它们特别重要，因为它们会教导免疫系统如何反应。

→ 缺少这些老朋友会导致免疫系统过于活跃，并增加过敏的风险。

→ 我们立刻就会看到，支持我们的老朋友能帮助我们维持健康。

第五章　聪明肠道的食谱

我们已经在肠道那不可思议的黑暗世界里做了一次快速旅行，现在，是时候了解一下你该如何来维护肠道花园的良好状态了。在本章中，我将向你阐述如何通过改变食物和饮料来改善自己的菌群。

你给菌群吃的东西决定你的状态

如今，当我把食物放进嘴里时，我不仅会思考它能对我的身体做什么，还会想它能对我的菌群做什么。你对每一种食物所做的决定（“我应该吃这一块蛋糕，还是那一把杏仁？”）都将决定你结肠里生活的数万亿生命的命运。

接下来的建议都是以最新的科学研究为基础的，不过，你应该把它当作参考，而不是真理。如果你患有 IBS，那你必须避开我们推荐的某些食物，至少等到健康状况最佳时再吃它。（请参见第二部分的第一章“如何重启你的菌群——两步康复计划”）

我是全谷物食品的粉丝，比如黑麦，但是如果你患有麸质不耐受或乳糜泻，那它们对你可能没什么好处——哪怕你没有肠道问题。不同的人对完全相同的食物的反应千差万别，因此，先尝试吃这些食物和执行我们的食谱，看看其中哪些适合你。

我想，其中总有一些食物是适合你的。聪明肠道的食谱采纳了世界各地的食物和调味料，包括地中海区域、印度和亚洲。吃各种各样的菜肴有助于你拥有一个菌群多样化的肠道。

我将从某些食物开始讲起——地中海饮食中最常见的食物，它们是我最喜欢的食物。我爱地中海的食物，主要是因为它们太美味了。无数研究表明，地中海饮食是一种健康到不可思议的饮食方式。

地中海饮食预防医学研究（Predimed study）是史上最令人难忘的饮食研究之一，研究结果表明，相比于执行经典的低热量食谱，遵循地中海食谱更能降低你患上心脏病、2 型糖尿病、乳腺癌的风险，甚至能阻止你的大脑萎缩[1]。

这项研究由西班牙政府资助，研究者们给 7400 个超重的西班牙人随机分配两种食谱，一种是低脂食谱（瘦肉、低脂乳制品，尽量少用油），另一种是地中海食谱（油性坚果、油性鱼类、大量橄榄油、蛋、黑巧克力、红酒），而后在许多年里追踪调查他们。

结果很清晰，地中海饮食随机对照组的人并不限制热量摄入量，但是比起低脂饮食组，他们的体重增加得更少，腰围尤其如此。另外，他们患上心脏病的可能性要比另一组小 30%，患 2 型糖尿病的可能性要小一半。这种食谱中有一个特别重要的元素，就是橄榄油。事实上，

---

[1] 一项关于地中海饮食对心血管疾病有一级预防作用的研究。Estruch 等人，《新英格兰医学杂志》，2013

这项研究中的女性被要求每天多食用两茶匙特级初榨橄榄油，相比于那些严格遵循低脂食谱的人，她们患上乳腺癌的可能性降低了近68%。

滋养肠道的食物

橄榄油

除了增加风味外，橄榄油也是人类能食用的最健康的脂肪之一，因为它富含各种多酚和抗氧化剂。它们能消除炎症，无论炎症发生在大脑、胸部还是肠道。

橄榄油也是能让你饱腹的最好的脂肪之一，因此在食用它之后的一天里，你会不那么想吃经过加工的含油、含糖食物。

你应该买普通橄榄油，还是特级初榨橄榄油？归根结底，这是一个关于费用、便利程度和个人口味的问题。我在做菜时用普通橄榄油（和流行的谬论相反，我认为橄榄油是煎炒过程中最稳定的油脂之一），拌沙拉时用特级初榨橄榄油。

不过要注意，并不是所有的特级初榨橄榄油都是特级初榨橄榄油。因为生产特级初榨橄榄油的成本是很昂贵的，它是如今世界上假货最多的两种食品之一（另一种是麦卢卡蜂蜜）。

特级初榨橄榄油的假货已存在许多年了，但其丑闻是在 2010 年爆发的。当时加州大学戴维斯分校的研究者检测了各种不同的进口特级初榨橄榄油，它们主要产自意大利。其中超过 70% 的都无法通过检测，它们要么不新鲜了，要么掺入了其他更便宜的油。

据记者及作者汤姆·穆勒称，这是个普遍存在的问题，在意大利尤甚，它涉及了黑手党和其他犯罪集团。一般的掺假方式包括往里面加入菜籽油或质量不太好的橄榄油。这些混合油被化学除臭后，就当作特级初榨橄榄油卖。

除非你可以使用设备齐全的实验室，否则没有什么可靠的方法检测这种假货。关于检测橄榄油的方法，有很多市井传说，比如把它放进冰箱看看是否会凝固，或是点火看看它是否会燃烧。这些家庭检测法没有一个有用。如果你想更深入了解哪些品牌值得信任，自己却又无法做到，那就登录我的网站（cleverguts.com）看看——因为这是个始终在变化的领域。

油性鱼类

和橄榄油一样，油性鱼类富含抗炎的优质脂肪。在油性鱼类中，关键元素是 ω-3。遗憾的是，像鳕鱼一类的白鱼并不含有大量 ω-3，它们并不对健康有益。不过，非油性鱼类也是优质的蛋白质来源。不久前“专家们”还在担心油性鱼类的脂肪含量过高，而现在你能看见一些政府网站正在推荐非油性鱼类。

牛津大学的休·辛克莱教授是我最喜欢的离经叛道的自体实验者之一，他参与修正了相关记录。

20 世纪 40 年代，休·辛克莱旅行至加拿大北部，研究生活在北极圈里的人。曾被称为爱斯基摩人的部族，现在被官方命名为因纽特人。

在逗留期间，一个事实引起了休的兴趣：虽然因纽特人吃大量脂肪类食物和极少的蔬菜，但是他们的心脏病发生率相对来说很低。

他进一步研究，推断出为因纽特人防御心脏病的元素是 ω-3——油性鱼类身体里大量存在的必需脂肪酸。他写了许多相关论文，但基本上都被人们忽略了。于是，1979 年，他决定自己执行因纽特人的食谱，其中的食物包括海豹、油性鱼类、软体动物和甲壳类动物。

基于动物研究，他觉得吃大量鱼油能延长自己的凝血时间。如名所示，“凝血时间”即血液凝结成块所需的时间。这对治疗心脏病来说很重要，因为血块的形成会堵塞你的某条动脉，最终导致心脏病或中风。

几年前，我决定重复他的实验，不过我不得不省略掉海豹（我从加拿大订了一些海豹肉，但它被海关扣留了）。另外，我也没法忍受每餐都吃鱼，所以我限制自己每天吃一份油性鱼肉。休·辛克莱将这份食谱执行了 3 个月，而我准备只执行 1 个月。

和他一样，在开始享受鱼肉大餐之前，我做了一些测试，其中包括测量我的凝血时间。在这一个月里，我多次重复这些测试。

实验末尾，我“糟糕”的胆固醇水平下降了一半，凝血时间增加了一倍。休·辛克莱执行的食谱更加极端，而他的凝血时间从 3 分钟增长到了 50 分钟。老实说这有点吓人。我说“吓人”，是因为如果你受了伤，开始流血，那能够快点凝血是很有用的，否则你可能会因流血过多而身亡。

长话短说，现在大家普遍接受了一个观点：一周至少吃两次油性鱼类，不仅能减少患心脏病的风险，还能缓解焦虑、抑郁和关节炎一类的炎症。那么它对你的菌群有什么影响呢？

哦，最近有一位志愿者追随着伟大的休·辛克莱的脚步，把自己当作一只豚鼠贡献给了鱼类实验[1]。

这位实验对象在研究中只被描述为“一位 45 岁的白种男性”。在开始实验之前，他的饮食很合理，食物包括红肉和蔬菜。之后的两周里，他换成了一份只包含鱼类蛋白质的食谱，每天摄入的 ω-3 总计超过了 600 毫克。

在执行新食谱的过程中，研究者们自然采取了大量粪便样本。他们描述，一系列与丁酸盐生成相关的细菌出现了“显著增长”。如前所述，丁酸盐在维持肠道健康方面起着关键作用。它是结肠黏膜（黏液内膜保护着你的结肠）的主要能量来源，还能协助缓解炎症。

而后他恢复了正常饮食。不幸的是，在不吃鱼两周后，他的粪便样本也恢复了实验之前的状态。看来，如果想要维持好的状态，你就必须持续吃鱼。

优质的油性鱼类包括鲑鱼、金枪鱼、鳟鱼、沙丁鱼、鲭鱼和鲱鱼。有些人对鱼肉中发现的汞表示担忧，但我觉得其益处明显超过了风险。不过要提出警告，孕妇一周内吃的鱼肉最好不要超过两份。

---

[1] 了解富含 ω-3 的饮食对肠道菌群的影响。Noriega 等人，《医学案例报告》，2016（https://www.hindawi.com/journals/crim/2016/3089303/）

关于不同鱼类的汞含量，你可以在美国食品药品监督管理局网站上获得更多详细信息[1]。

以下是测量出来的某些鱼的汞含量平均数值（以百万分率为单位）。你可以看到，要避开的鱼是剑鱼和鲨鱼（事实上，鲨鱼已经被过度捕捞）：

剑鱼：0.995ppm

鲨鱼：0.979ppm

罐装金枪鱼：0.128ppm

鳕鱼：0.111ppm

鳟鱼：0.071ppm

鲭鱼：0.050ppm

鲑鱼：0.022ppm

凤尾鱼：0.017ppm

沙丁鱼：0.013ppm

虾：0.001ppm

你还可以从其他食物中获取 ω-3 脂肪酸，比如牛肉、核桃、亚麻仁和大麻油，但它们所含的 ω-3 形式从生物学上说不是那么有效。现在很多加工食品里也加入了 ω-3，但是由于它们使用的 ω-3 是从藻类中提取的，所以会有鱼的味道。闻起来像鱼的人造黄油之类的东西

[1] 经济鱼类和贝类的汞含量，美国食品药品监督管理局。http://www.fda.gov/Food/FoodborneIllnessContaminants/Metals/ucm115644.htm

很可能会吓走潜在客户，因此制造商就用化学物质来掩盖其气味，结果这种食物就不太可能会像任何你觉得健康的东西了。

除了鱼以外，海藻也是一种极好的 ω-3 自然资源。

鱼油胶囊

如果你不喜欢油性鱼类怎么办？哦，一直为你准备着鱼油胶囊呢。它们非常非常流行，但并不是非常非常有效，至少对人类来说是如此。与我交谈过的大多数专家都对其表示怀疑，这是因为科学论据并不支持其对健康有益的说法。2006 年发表了一份涵盖了 89 项研究的大型元分析报告，报告显示，食用鱼油胶囊没有什么益处。一项更近的研究于 2012 年在《美国医学会杂志》上发表了报告，其涵盖了 20 项研究成果，里面包括了 68680 位患者的资料，研究结果显示，食用鱼油胶囊对心脏病或中风的患病概率并无影响[1]。

其中一部分原因可能是某些鱼油胶囊的质量太差。新西兰的一个研究团队检测了世界各地的鱼油胶囊，发现大多数胶囊里的鱼油都氧化了——也就是腐臭了，但是它们还远远没有到保质期。鱼油胶囊听上去很健康，但是从鱼类中获取油脂，放进这些塑料瓶里，送到药房和超市货架，会花掉 3 年时间。ω-3 相对来说是一种不稳定的物质，到这个时候可能已经变质了。就像吃腐鱼不太可能给你带来任何益处一样，吞下氧化了的鱼油也没什么好处。

---

[1] ω-3 脂肪酸保健品和主要的心血管疾病发生率之间的联系：系统回顾和元分析。Rizos 等人，《美国医学会杂志》，2012

分辨鱼油是否变质的最佳方式是尝和嗅。如果你在吃了胶囊后打出来的嗝儿是难闻的鱼味，那很可能它变质了。请买有商标的产品，并把它放在冰箱里。或者你可以完全不用吃它，数百万人都是这么做的。

《华盛顿邮报》最近称："鱼油胶囊：花费 12 亿美元建设的行业，迄今为止开出的都是空头支票。"

在这样负面的宣传下，利润优厚的鱼油市场态势暴跌，且全球的销售量都在下降，这一点已经不足为奇了。如果你实在不喜欢吃鱼，我建议你吃鳕鱼肝油。鳕鱼肝油也是一种优质的维生素 D 食物来源。我曾经很讨厌鱼肉，但现在的我转变了。本书中有一些鱼类食谱，我希望它能帮助你改变自己的观念。

肉　类

油性鱼类显然是要列在菜单上的，但肉类呢，尤其是牛肉、羊肉和猪肉这样的红肉？近些年来，我见过太多标题上写着"所有红肉都很危险"或"想要活得久，就别吃红肉"之类的文章。

真的是这样吗？从优点上说，我们知道红肉是很不错的蛋白质食物源。无论是整块还是剁碎的牛肉，里面都富含铁和维生素 B_{12}，它们对生成健康的细胞壁来说至关重要，但很多人长期以来都缺少这两种物质。而且，维生素 B_{12} 是促进大脑发育的一种关键营养物质，大脑可是我们最珍爱的器官之一。

从不那么有利的方面说，红肉富含饱和脂肪。每克牛肉里所含的饱和脂肪比豆腐高出 9 倍。但饱和脂肪是否像平常人们所说的那么糟糕呢?

最近我与罗纳德·克劳斯博士见了面，他是世界上最受人尊敬的营养学研究者之一。克劳斯博士在加州的儿童医院奥克兰研究所工作，他的专业是研究饱和脂肪与心脏病的联系，并且是出于非常私人的原因投身于此的。

“我父亲在我很小时就心脏病发作了,”他告诉我,“这对我造成了极大的冲击，于是我 6 岁时就决定要尝试做一些与心脏病相关的工作。”

他学医，然后全身心投入医学研究。家族病史让他关心自己的健康，所以他自然而然地遵循了当时流行的餐饮建议，选择低脂食谱，并且戒食富含胆固醇的鸡蛋。

他还让他的病患和研究对象执行这种食谱，问题是，并没有产生他们预期的效果。“我们本来以为执行这一食谱的每个人都会变得更健康，胆固醇的水平也会得到改善，但在许多情况下，他们反而变得更糟了。”

问题在于，当你执行低脂食谱时，还必须吃点别的东西。“别的东西”往往是碳水化合物，比如面包、意大利面或土豆。

克劳斯博士发现，食用碳水化合物会使某一种形态极具破坏性的胆固醇增多，它被称为“小颗粒 LDL（低密度脂蛋白）”。

大部分医生仍然认为饱和脂肪是敌人。因此，他决定和同事一起做一次元分析，综合他们能找到的尽可能多的高质量研究结果进行分析。2010年，他们在《美国临床营养学杂志》上发表了研究结果[1]，它就像一颗炸弹。“我们发现心脏病发作的概率高了一点，但不明显。中风的概率实际上减少了。因此，从各种疾病的整体范畴来看，它根本就没有多大负面影响。”

还有其他更近一点的元分析，比如剑桥大学的一次元分析，由英国心脏基金会资助[2]，最后也得出了相似的结论。

克劳斯博士看不出来每周吃两天红肉有什么危害，不过他更喜欢鱼肉，再加一些蔬菜和坚果。“我尽可能远离土豆，但我真正的软肋是面包。我大多时候每天都会吃半个百吉饼，因为我无法抗拒它。我基本上完全不吃糖，不过会在餐后吃一点点巧克力。我放纵自己在晚餐后吃一小块巧克力，因为我把它看作一种必需的营养物质。”

其他美国专家则对红肉不怎么热爱，其中包括沃尔特·威利特博士，他在哈佛大学的公共卫生学院工作。

“我们的研究表明，吃更多红肉的人在总死亡率、心血管病死亡率和癌症死亡率中占比重较大。”他在哈佛大学的自助餐厅里对我说，而我正在若无其事地吃一块牛排。威利特博士几乎不吃肉。

据威利特博士称，每天吃85克红肉（一小块牛排）就会让你早逝的概率增加13%。

这让我很吃惊，因为欧洲的一项大规模研究[3]得出了完全相反的结

[1] 评估饱和脂肪和心血管疾病之间的联系的前瞻性群组研究元分析。Siri-Tarino等人，《美国临床营养学杂志》，2010

[2] 饮食、循环与补充脂肪酸之间的联系。Chowdhury等人，《内科学年鉴》，2014

[3] 肉的摄入与死亡率之间的关系。Rohrmann等人，《BMC医学期刊》，2013

论。这项研究涵盖了 10 个欧洲国家的近 50 万人，追踪调查他们超过了 12 年。科学家们发现，适当吃红肉对死亡率毫无影响。

如果说它真的有些影响的话，那应该是起到了保护作用。如果你每天吃超过 160 克红肉，那么，没错，你患上心脏病和癌症的概率会比较高。但那些吃得少的人并不比完全不吃的人更糟糕，倒是可能比后者更健康一点。

因此，你要怎么解释所有这些看似相互矛盾的研究呢？嗯，我先想到的一点是，欧洲研究是在欧洲进行的，那里的农夫按律不能给动物喂抗生素和生长促进剂。在美国（威利特博士的研究大本营），事情就完全不一样了。

如果你像我一样曾去过得克萨斯州的某家巨型工业化养牛场，看到那些牛被喂玉米、抗生素、生长促进剂和一点点绿色染料（为了让这所有的东西看起来更可口一点），那么美国人吃这种肉没什么好处这件事可能就不会让你吃惊了。

我想，你吃的肉是不是红肉并不是那么重要，重要的是肉本身是如何被饲养出来的。如果它是由抗生素和生长促进剂喂大的，那它对你或你的菌群就不太可能有什么好处。

我继续吃牧草喂养的高质量红肉，每周一到两次。但在食肉动物欢天喜地地走开之前，我必须告诉你，加工肉类完全是另一回事（比如培根、火腿、香肠和腊肠）。

三种一直被污名化但实际上对肠道极其有益的食物

可可粉

发明了牛奶巧克力的人是一个邪恶的天才。它是这个行星上最受追捧的食物。我曾在许多场合试图放弃它，但是都不幸失败了。我的孩子们知道，如果他们把巧克力留在房间任何能被看见的地方，我可能就会把它吃掉。我不再买牛奶巧克力，是因为我知道，一旦拿起一条，我就根本停不下来。数周前我独自开车回家，中途停车去加油。结果我意外地发现自己正在买一条牛奶巧克力。当我回到车子上时，我把巧克力棒扔到了后座，指望能移除诱惑。但是，我在接下来的 10 英里路上都在想着那条巧克力，并最终靠边停下车吃了它。

牛奶巧克力如此诱人有很多原因，其中包括香气、味道和它在你口中融化的感觉。当然了，还有销售方式。不过它还拥有一个魔法般的“50：50”比率。一条巧克力的半数热量来自糖，半数热量来自脂肪。你会发现你渴望的许多食物也是如此，其中包括甜甜圈和冰激凌。

尽管我们说糖会让人上瘾，但很少有人会抱着一碗白糖吃。同样地，也很少有人会喝下一杯奶油。但是如果把它们混在一起，加入某些调味，再冷冻，就成了冰激凌，它真是让人吃了还想吃。

为什么“50：50”如此重要？哦，可能是因为你最开始吃的食物里也有这个比例。母乳的糖源热量和脂肪源热量比也是 50：50，你会发现你吃的非加工食品里再也没有什么食物有这种比例了。甜瓜的糖分很高，但没有脂肪。牛排有大量脂肪，但没有糖分。有很多相关理论都很难被证实，这是其中一种，不过在我听来的确很可信。

无论理由是什么，我无可救药地为巧克力着迷。为了克服这种渴望，我的主要策略是转而去吃黑巧克力，它的糖分更少，而且远远不那么容易上瘾。我还要很高兴地说，黑巧克力是地中海饮食中认为完全可以吃的食物之一，当它的可可粉含量很高时更是如此。从健康方面来说，巧克力的问题不在于可可粉，而在于糖。可可粉本身对你是极其有益的。它在你的结肠中分解，生成一氧化氮，扩散入你的动脉，对你的心血管系统很有好处。可可粉也是优质的类黄酮和多酚来源，正如我们之前看到的，这两种物质对你的肠道菌群很有益处。

蛋

我每天早晨都吃蛋。不久之前，这种行为还被认为是营养性自杀。和脂肪一样，胆固醇被恶魔化了。脂肪会堵塞你的动脉——若说这种说法成了常识，那么显然，鸡蛋和海鲜这样富含胆固醇的食物也不例外。我们被力劝每周吃蛋不能超过两个，很多人开始吃只含蛋白的鸡蛋饼。那真是太遗憾了，因为几乎所有的营养都在蛋黄里。

好吧，事实证明，对脂肪的恐惧、对鸡蛋的恐惧等完全是不必要的。《英国医学杂志》发表了一份涵盖 17 项研究的元分析报告，断定食用更多的鸡蛋与冠心病或中风的患病率增高没有联系 [1]。现在全世界的政府指导方针都完全改变了方向，我们全都被鼓励吃更多的鸡蛋。

[1] 蛋的摄入与冠心病和中风的风险：前瞻性群组研究的剂量效应元分析。Chen 等人，《英国医学杂志》，2013

无论是炒、蒸、水煮，还是煎蛋饼，鸡蛋都是一种优质的蛋白质来源，富含维生素和矿物质。一个水煮蛋大约有 90 卡路里，是一小碗甜玉米片的一半，一个涂了黄油和果酱的牛角面包（400 卡路里以上）的四分之一。和谷物或牛角面包不同，蛋里的蛋白质能让你有更久的饱足感。

我无法找到什么研究报告来证明吃蛋有益于你的菌群，但如果吃蛋能让你早餐不吃含糖谷物或不用小松饼当早间点心的话，那么你的菌群也将获益。

葡萄酒

我们都知道大量饮酒对人体非常有害，但如果适量地喝一点呢？在著名的地中海饮食预防医学研究中，随机分配了地中海食谱的志愿者被允许晚餐时喝一两杯葡萄酒。然而这是在公然违抗目前的医疗建议，后者声称任何数量的酒精都可能对人体造成损害。所以真理到底站在哪一边？

美国最近的一项研究[1]支持“适量酒精有益健康”的主张。在这项研究里，他们追踪调查了 1.4 万多个 45 岁以上的人，调查时间长达 24 年。他们发现，比起完全不喝酒的人，那些每周喝 6 杯葡萄酒的人患心脏病的风险更小。但是菌群会受到什么影响呢？

从表面上看，你的菌群应该很恨酒精。纯粹的酒精对微观世界的一切来说都是死神。也正是因此，如果想把手弄得非常干净，我们会

[1] 酒精摄入与心衰竭的风险：社区动脉粥样硬化风险研究。Goncalves 等人，《欧洲心脏杂志》，2015

使用浸满酒精的药棉。我们也知道酒精会让胃发炎，这并不是一件好事。但葡萄酒这样的酒精饮料不仅仅含有酒精，还含有多酚。

如前所述，多酚是茶、咖啡、葡萄酒、水果、蔬菜和巧克力里都含有的化学物质。当你摄入这些食物时，其中一半会直接穿过小肠抵达大肠，而多酚会强势影响那里的微生物。

西班牙的研究者想知道红酒里的多酚具体有什么作用，于是招募了 10 位健康的中年男子，要求他们参与一个实验[1]。在一整周不碰酒精之后，他们接受了随机分配，每天晚餐时喝一大杯红酒（270 毫升）或是移除了酒精的红酒或是杜松子酒（100 毫升）。20 天后他们转换模式——每个志愿者都必须依次喝这三种酒。在整个实验过程中，血液样本和粪便样本都被规律性地采集。

研究者发现，当志愿者喝红酒时，他们的血压、C 反应蛋白（CRP，一种炎症指标）和甘油三酸酯（在血液中循环的脂肪量）水平都明显下降了。喝移除了酒精的红酒时，这些指标下降的程度较小。

另外，他们的肠道细菌有明显改变，和苗条身材相关的拟杆菌明显增多。研究者还注意到双歧杆菌明显增多，这种细菌与胆固醇降低有关。

如果是痛饮的程度，红酒胜过白酒，而烈酒对健康没有什么明显的益处。至于被称为“液体面包”的啤酒，我倾向于不喝，因为它的碳水化合物含量很高。如果你正在试图减重，或是肠道里有还原菌，

---

[1] 红酒中多酚和乙醇对肠道细菌生态以及生物化学指标的影响。Queipo Ortuño 等人，《美国临床营养学杂志》，2012

那么啤酒绝对是禁忌之物。

水果和蔬菜

每个人都知道水果和蔬菜对我们有益，但哪怕是那些设法每天吃五六份水果蔬菜的人，其选择的范畴都局限得令人难以置信。尽管大多数人都知道，除胡萝卜、莴苣和番茄之外还有其他蔬菜，但我们在饮食习惯上并不特别爱冒险。这意味着我们的菌群在饮食上也同样极度受限。要提升菌群多样性，一个简单的方法是往餐盘里加入更多的颜色。（记得患有 IBS 的戴夫和他的黄色食谱吗？我要很遗憾地说，这是肠道问题的一种非常常见的诱因。）

这些颜色能让你的餐点看上去更诱人，除此之外，你还能指望它做什么呢？哦，植物产生的色素不只让植物看上去很漂亮，还能让它保持健康，因为这些色素是数百种不同的活性化合物或植物营养素组成的。食用多种多样颜色不同的水果和蔬菜能让你的肠道细菌有东西可嚼，也就有营养可生成。

植物营养素

植物营养素也称为“植物素”，它集中于水果和蔬菜的皮上，负责其色彩、气味与味道。它也协助保护植物，使其免受真菌和细菌的侵害。最出名的植物素是类胡萝卜素、类黄酮和多酚。类胡萝卜素和类黄酮存在于黄色、橙色、红色、蓝色和紫色的水果蔬菜里（可参见植物沙拉食谱）。含有多酚的食物包括可可豆、橄榄、黑巧克力、茶叶、咖啡豆和红酒。干草药里也含有极其丰富的多酚[1]。

绿　色

绿色蔬菜有两类。一类是绿叶菜，比如菠菜、甜菜、莴苣和羽衣甘蓝，它们是基本矿物质的优质食物来源，包括镁、锰和钾。菠菜也富含叶酸和甜菜碱，能帮助调节同型半胱氨酸（其高水平与心脏病有关）。

另一类主要是芸薹属植物，它们含有硫和有机硫黄化合物。这些植物包括卷心菜、菜花和西蓝花。硫黄是形成谷胱甘肽和氨基酸的基本物质，前者是一种重要的抗氧化剂，后者对于构建组织和肌肉来说至关重要。

但需要提出警告的是，如果你患有 IBD，那最好禁食它们。尽管硫黄非常有益于肠道健康，但也能加重肠道的炎症。

吃富含硫的植物对社交来说有一个明显的缺点。哪怕是肠道正常的人，有时也会发现，吃芸薹属植物（尤其是抱子甘蓝）会产生可怕的气味。这是因为三分之一人的肠道中有较多的硫酸盐还原菌，它能把食物中的硫转换成硫化氢（它能产生臭鸡蛋的味道）。如果你吃了芸薹属植物或喝了几品脱啤酒，还吃了一个白面包三明治（三者都富含硫）之后，清空了整个房间里的人，你就知道那是什么感觉了。

[1] 鉴定100种最富含多酚的食物源：多酚探索者数据库应用。Perez-Jimenez 等人，《欧洲临床营养学杂志》，2010（http://www.nature.com/ejcn/journal/v64/n3s/full/ejcn2010221a.html）

黄色、橙色和红色：类胡萝卜素

橙色、黄色和红色的水果和蔬菜通常都富含类胡萝卜素。这种植物素还为秋天的树叶赋予明亮的色彩。富含类胡萝卜素的食物包括胡萝卜，这当然不让人惊讶。胡萝卜中含有的类胡萝卜素可以被转化成视黄醇，即维生素 A 的一种活性形式。维生素 A 对视力健康很重要，这可能解释了为什么人们认为吃胡萝卜能帮助人增强夜间视力。你也能在蛋黄、香蕉、甜瓜、番茄、胡椒和南瓜中找到类胡萝卜素。番茄是一种极其大众化的富含胡萝卜素的蔬菜，那浓烈的甘鲜味也让它成为世界上最受欢迎的蔬菜。

黑色、绿色、黄色：类黄酮

类黄酮（flavonoid）这个词源自拉丁文“flavus”，意为黄色。在植物中，这种多才多艺的物质不仅能吸引昆虫传粉，还能抵御有害的紫外光。对人类来说，类黄酮能协助人体对付过敏、炎症和感染，并控制悠悠球式节食的反弹效果。尽管其原意是黄色，但富含类黄酮的食物拥有各种各样的色彩，这些食物包括欧芹、红茶、红葡萄酒、苹果、可可粉和花生。

蓝色和紫色

蓝色和紫色的食物是由一种名为“花青素”的类黄酮物质染色而成的。色彩越浓烈，花青素的含量就越高。你能在黑莓、蓝莓、紫色胡萝卜、紫甘蓝和茄子皮中找到大量这种特别的类黄酮。

当我们年纪渐长时，食用富含花青素的蓝莓能增强我们的记忆力。另外，它还能强力帮助“好”细菌生长，比如双歧杆菌和乳酸菌。

白 色

富含植物素的白色食物包括大蒜、白洋葱、葱，它们都富含蒜素和烯丙基硫化合物。在这个特定群体中，被人们大量研究过的是大蒜，它在数世纪里被用于医药和烹饪。

虽说没有什么强大的证据可以证明大蒜能抵挡吸血鬼，但它似乎相当擅长杀死“坏”微生物。传统医药让人们生吃大蒜治疗咳嗽、感冒和格鲁布性咽炎。一项临床实验使用蒜汁做漱口水，结果表明其有积极的效果，不过伴随的“蒜味口臭”是个明显的缺点。

药草和香料

许多干草药都富含多酚，比如百里香、牛至和罗勒，而姜和小茴香有抗炎功效，但是最具名望的益肠香料是姜黄。

姜 黄

姜黄是一种橙色香料，在南亚的烹饪中非常常见。它能为菜肴增添一种特别的颜色，比如香料烤鸡咖喱和咖喱菜花汤。有各种各样关于姜黄是健康食物的主张，那它们站得住脚吗？

姜黄里至少有 200 种不同的化合物，科学家们最感兴趣的一种物质被称为“姜黄色素”。最近的一篇评论文章审视了一些证据[1]，证据表明姜黄有强大的抗氧化和抗炎性能。它善于抑制“坏”细菌、寄生虫和致病真菌的生长，并且能直接保护肠壁。

大多数人类研究都大剂量使用姜黄或是以胶囊形式服用姜黄色素。那么它加入食物里的效果又怎么样呢？最近我参与了一个实验，我们给近 100 名志愿者随机分配组别，一组每天食用一茶匙姜黄色素，一组服用安慰剂或营养保健品。那些食用姜黄色素的人可以用它烹饪食物，把它加在汤里，撒在酸奶上，或是搅在热牛奶里。并非所有人都会因为它的味道而疯狂，有些人形容其“味道强烈，而且一直留在嘴里”，不过他们还是坚持食用它。

仅仅 6 周后，我们在食用姜黄色素的这一组志愿者中看到了一系列基因活性的显著变化。

主持这项实验的是伦敦大学的马丁·维德斯温德特教授，这结果让他又惊讶又欣喜。“老实说，这真让人兴奋，”他对我说，“我们发现某个特定的基因表现出了最明显的变化。最有趣的是，我们知道这个特定基因和四种特殊疾病相关：抑郁、哮喘、湿疹和癌症。这真是惊人的发现。”

人们还需要对其进行更多研究，但我想，姜黄是一种非常值得使用的香料。我们的许多食谱中都用了它，包括一种美味的拿铁。你会发现加入胡椒粉能促进它的生物有效性——你的肠子能吸收的活性物质的量。我早餐吃煎蛋卷时喜欢撒一点姜黄，再添一点点辣椒粉和胡椒粉。

[1] 姜黄色素对系统性及口腔健康的作用——综述。Nagpal 等人，《自然科学、生物学和医学杂志》，2013

纤　维

吃更多水果蔬菜意味着你将获得更多纤维。水果通常是个好东西，因为大多数人吃起来总是没够。在典型的西方食谱中，我们吃下去的纤维不及推荐量的一半，推荐量是每天至少 25 克。

对于大多数人来说，摄入纤维对肠道、心脏和腰围都可能比较有益。但如果你的肠道不健康，那在食谱里加上更多纤维可能只会让你感觉更糟。

益生元——老朋友的盛宴

纤维的大多数形态都是有益的，不过说到让肠道细菌保持良好状态，有些类型的纤维尤其重要。它们被称为“益生元”。益生元是植物纤维的一种特殊类型，你的身体不能消化它，但它能促进肠道里“好”细菌的生长。好的肠道细菌会将益生纤维转化成丁酸盐一类的化学物质。我之前提到过，证据表明，丁酸盐对肠道内部有强大的抗炎功效。总之，益生元的作用有一点像肥料，能促进“好”细菌繁荣生长。

菊　粉

这是一种最有名的益生元。它存在于各种各样的植物里，不过只有一些植物含有高浓度的菊粉。富含菊粉的食物能促进菌群健康并减少便秘，除此之外，它还能改善你的骨骼健康，因为它能提高钙的吸收率；它也能减少你患心脏病的风险，因为它能降低血液中的甘油三酸酯水平。富含菊粉的食物包括：

1. 洋葱、韭菜和大蒜

是的，又是它们。它们中塞满了菊粉。幸运的是，我很喜欢这个特殊的植物群体，常常用它们烹饪食物。我们的食谱里到处都是它们。西班牙人有一道美妙的番茄汤底，是用橄榄油将大蒜、洋葱、红辣椒和番茄炒一下，然后煮熟。用这种汤底烹饪鸡、鱼或大虾都非常美味，可以用它来款待你的家人和菌群。

2. 菊苣

菊苣通常是拌在沙拉里吃的。它的叶片呈苍白色，略苦，隐约带着绿色或紫色。这一族群还包括红菊苣，叶片上掺杂着红色和白色。这种植物与向日葵和雏菊属于同一科，与生菜和蒲公英是近亲。在某些国家，菊苣的叶片被碾碎做成湿敷药物，以治疗皮肤炎症。它的根尤其富含菊粉——组成了整个菊苣近半的纤维。你最有可能在一杯无咖啡因的咖啡替代饮品中遇上菊苣根。

3. 蒲公英嫩叶

它非常适合用来拌沙拉，是菊粉的优质食物源。为了去除苦味，让这些叶片更可口，你可以将它用水焯一下，或是像炒菠菜一样清炒。其实，它在头状花序出现之前没那么苦。在沙拉里加一把蒲公英嫩叶，能为之增添特别的风味和口感。你没必要走太远去找它，因为它像杂草一样到处都是，也可以在健康食品店里买到。在传统医药中，蒲公英被用来治疗感染和肝脏等方面的疾病（用一些简单的食材制作一份含酶苦味沙拉）。

4. 洋姜

洋姜中超过 70% 的纤维都是由菊粉构成的，也就是说，每个洋姜总重量中的 1% ~ 2% 都是菊粉，这使它成为益生元含量最丰富的食物源之一。它在美国被称为“块根向日葵”，或叫“放屁块根”。因为富含无法消化的碳水化合物，几乎不可避免地会导致一定程度的胀气。如果你食用它，记得把窗户打开。如果平常很少吃蔬菜，或是患有 IBS，你最好别吃洋姜。本书后面所列的食谱中有一道美味的洋姜羹。除了菊粉外，洋姜还能提供大量维生素 B_1、铁、钾以及适当的铜和维生素 C。

5. 芦笋

一根芦笋的总重量中几乎有 3% 都是菊粉，此外，它的蛋白质含量也高得惊人。我喜欢将它蒸上几分钟，然后用煎锅高温快煎，趁热加上柠檬汁和黄油，再食用。吃芦笋的唯一缺点是，数小时后你可能会放一些味道奇怪的屁。从个人经验来说，它明显有硫的气味，如果你完全没有预料到的话，可能会吓一跳。并不是每个人在吃了芦笋以后都会放出味道浓烈的屁，也不是每个人都能闻到它。

接下来的这个统计数据几乎可以说很全面了——英国和美国分别研究了吃完芦笋后会产生奇怪气味的人口百分比，得出了不同的数据。

1987 年的一项英国研究[1]发现，英国男性中只有 43% 会在吃了芦笋以后产生明显的气味，而且这种特质代代相传。一项美国研究[2]则发现，美国人中有 79% 在吃了芦笋以后会产生可被发觉的气味。

6. 香蕉

香蕉含有适量的菊粉，大约不到本身重量的 1%。香蕉还富含一系列矿物质和维生素，不过也含有相当多的糖分。青香蕉或生香蕉完全应该出现在你的食谱中，因为它们是很不错的抗性淀粉食物源，后者是另一种非常重要的益生元。

抗性淀粉（RS）

抗性淀粉是一种淀粉类型，如其名所示，它拒绝在你的胃和小肠中被消化，基本上能毫发无损地抵达你的大肠。在食用抗性淀粉后，你不太可能会血糖激增，也不会从其中获取很多热量。一旦到达大肠，它就能给“好”细菌带去养料，被消化掉，释放丁酸盐。如前所述，丁酸盐能缓解炎症，加强肠壁。

你能在谷物、豆类和其他植物种子中发现大量抗性淀粉，也可以从生香蕉和青豌豆中获取它。

不过你还能在一些更令人吃惊的地方找到抗性淀粉，比如煮过再放凉的意大利面或米饭。

---

[1] 男人摄入芦笋后会产生气味难闻的尿。Mitchell 等人，《经验》，1987（https://www.ncbi.nlm.nih.gov/pubmed /3569485）
[2] 你正在享受的盛宴：芦笋。Sugarman 等人，《北卡罗来纳医学杂志》，1985

我第一次发现这个，是在我参与的一个项目里，当时研究者要求萨里大学的丹尼丝·罗伯逊博士做一个有点奇怪的实验。志愿者被要求吃番茄酱意大利面，它们可能是热的、冷的或重新加热过的，在每餐饭后都要测量他们的血糖水平。最终我们发现，正如我们所预料的，比起吃新煮的意大利面，吃冷意大利面所形成的血糖和胰岛素峰值较小。这是因为煮后放凉的过程改变了意大利面中淀粉的结构，使它更难以消化。

但接下来的发现是我们没有预料到的——煮后放凉、再加热的意大利面有更戏剧性的效果。确切地说，吃重新加热的意大利面能得到比吃冷意大利面更小的血糖峰值。就志愿者而言，它使血糖浓度的升高速度降低了 50%。这有力地证明了再加热使意大利面含有更具抗性的淀粉。就我所知，此前从来没有人统计过相关数据。

自从我们做了这个实验后，斯里兰卡的一个研究团队也对米饭进行了相似的实验。他们发现，如果用椰子油煮米饭，放凉，然后再用微波炉加热，那抗性淀粉的含量大约会提高 15 倍。他们认为，用这种方式吃米饭，能让你的肠道从淀粉中吸收的热量减半。

至少，这是个把冰箱里剩下的意大利面或米饭吃完的好借口。顺便说一下，声称加热米饭很危险的说法几乎完全是瞎扯。除非它长时间被放在一个温暖的地方，否则加热完全没有问题（后文有一份含有更多抗性淀粉的食物清单）。

其他优质的纤维食物源

大　麦

大麦是一种古老又非常美味的谷物，略带一点坚果风味。大麦很适合做汤或汁，能让它们变得令人垂涎欲滴。大麦益生元含量也不少，因为它含有很多 β－葡聚糖。和菊粉一样，β－葡聚糖能促进肠道中“好”细菌的生长。β－葡聚糖能结合肠道里的 LDL 或“坏”胆固醇，阻止它们穿过肠壁内膜被吸收，从而降低它们在血液中的含量。

燕　麦

和大麦一样，全燕麦含有大量 β－葡聚糖纤维以及一些抗性淀粉。我做过一个小实验，花了一个月时间，每天早上吃燕麦，然后发现它将我的有害胆固醇降低了 10%。使用全燕麦的话，麦片粥就要花更长时间来煮熟，这能减缓淀粉类碳水化合物和糖分的释放速度，同时纤维也更有可能为菌群中的好朋友提供养料。而加工更精细、煮得时间短的麦片粥不那么容易让人饱足，还会使血糖激增（可参见坚里肉桂燕麦卷食谱）。

亚麻仁

这是另一种非常健康的益生元食物源，也是一种略带坚果味的种子。你可以在早晨的麦片粥里撒上碾碎的亚麻仁，或是往沙拉里加入整粒烤亚麻仁，这样吃起来咯吱咯吱的，使口感更美味。亚麻仁也是一种非常不错的 ω－3 食物源，不过和鱼类不同，它所含的 ω－3 很少处于活性状态，而你的身体只能吸收活性 ω-3。它富含不可溶解的纤维，比如纤维素。除了供养你的微生物外，亚麻仁里的纤维也能确保肠道规律地运动（可参见亚麻仁面包食谱）。

苹 果

我喜欢苹果。只要是整个吃掉，而不是榨汁喝，它就是你能吃到的最健康的水果之一。它也是一种很好的益生元食物源，糖分低，果胶含量高。吃苹果能促进我们的老朋友丁酸盐的生成，这种短链脂肪酸能为我们的“好”细菌提供养料。苹果还富含多酚抗氧化剂。我喜欢用酸奶炖苹果，或是将它切丁，撒上肉桂，放进烤炉烤一下。

海 藻

潮湿黏滑的海藻有一种非常独特的海洋风味，在探究本书内容之前，我对它没有多少体验。在世界上的许多地区，它都是一种常见的食品，尤其是在日本、中国、韩国。海藻的色彩多种多样，包括绿色、褐色和红色。现代陆生植物全都发源于绿色的海藻，由此可以看出，这些海洋植物到底有多丰富。

你最有可能遇上的一种海藻是紫菜，它被用来做寿司。另一些常见的海藻包括：红藻，有人跟我说它尝起来像炸过的培根，我觉得并不像；巨藻，被用来做面条的无麸质替代品和螺旋藻。

并不是所有的海藻都可以食用，有些海藻有毒，所以除非你很清楚自己在干什么，否则把它从海岸上扯下来大口吃下去可不是什么好主意。

可食用海藻是非常优秀的益生元食物源，富含维生素、矿物质、纤维和 ω-3 脂肪酸。因此，它被追捧为另一种超级健康的食品。

的确，有很多动物实验说明它很有益处。比如说，都柏林大学的研究表明，给母猪喂海藻提取物，能对它们的后代产生持久的影响。它们产下的小猪的肠道里没有那么多不好的细菌，比如大肠杆菌。它们终生所需的抗生素很少，并且增重的速度比饮食普通的小猪快得多。那么人类研究的结果又是怎样的呢？

在澳大利亚伍伦贡大学工作的皮娅·温贝里博士将自己形容为“海藻农民”。她对研究海藻的潜能异常狂热，还讲述了它漫长的历史：“海藻是人类最早食用的‘植物’之一，历史记录可回溯至塔斯马尼亚的原始部落。人类食用海藻的历史已长达数千年。”

她还说，你可以在牙膏、颜料、印刷墨水、冰激凌和沙拉调味品中找到海藻。科学家甚至在测试海藻胶鼻用喷雾产品是否能防治禽流感。但真正让她感兴趣的是海藻对肠道菌群的影响，她不仅在实验室里研究了这个问题，还在家里做了实验。

“我给孩子和我能影响到的每个人都做了许多测试，测试内容包括血液、尿和粪，这些测试总能让孩子兴奋。”

她已经完成了首批关于海藻对肠道影响的人类实验中的一个。她为了这项研究招募了 64 人，他们不是超重就是肥胖。他们被随机分配，在 6 周时间里每天服用三颗胶囊中的一颗。一颗胶囊里有 2 克特别的海藻纤维，另一颗胶囊里有 4 克特别的海藻纤维，第三颗是安慰剂。

在这期间，不管是他们还是皮娅，都不知道谁吃了海藻、谁吃了安慰剂。在研究开始及结束时，他们接受了血液和粪便样本测试。那么他们发现了什么？

“我们发现，”皮娅对我说，“炎症明显减轻了，胰岛素敏感度升高了。检测粪便样本时，我们还发现服用活性海藻增补剂的人的身体里有大约 15 种不同的细菌的数量增多了。”

这些细菌主要属于产生丁酸盐之类的短链脂肪酸的群体，它们的增加促进了黏膜的生长。

皮娅还发现了一件有趣的事，海藻纤维有其他益处。

“由于摄入纤维量增多，食用海藻增补剂的每个人都说自己的新陈代谢变得更规律了。在研究开始前，我并不知道有多少人便秘。因此，到了实验末尾，等他们知道自己吃的是什么以后，就希望能继续服用这种胶囊。”

服用海藻胶囊的志愿者还报告说，自己不那么想吃糖和易消化的碳水化合物了。皮娅认为，这也许是因为海藻改变了他们的肠道菌群，这也进一步解释了胰岛素水平改善的观察结果。

我问她：“海藻会让他们中的某些人胀气吗？”

“我们在研究中没有发现这一点。”皮娅回答，“事实上，有两位患有 IBS 的参与者报告称，他们第一次能正常吃卷心菜和其他芸薹属蔬菜。这只是他们的个人感觉，但听上去很有趣。”

“最让人惊喜的一件事是，”她继续说，“一位女士曾患有严重的牛皮癣，病况非常糟，以至于她手上的皮肤总是在剥落。她两年来都裹着绷带，而且失去了工作。参加实验 4 周后，她拿掉了绷带，皮肤看起来很好。在实验末尾，她不再吃胶囊了。3 周后，她的手又开始脱皮了。”

“服用海藻胶囊时，她血液里的炎症因子减少了，很可能是因为这个，她的皮肤得到了改善。到目前为止，我们已经给她测试了 5 次，让她服用海藻胶囊、再停止，每次停止时她的手都会脱皮。只要她停掉海藻胶囊，牛皮癣就会重新出现。”皮娅和她的团队现在扩大了临床研究的范围，明确着眼于那些患有牛皮癣皮肤病的人。

海藻的主要缺点是有鱼腥味。尽管如此，本书中还是采纳了不少包含它的食谱，它们都已经在某些非常挑剔的人身上试验过了，包括我的孩子们，他们都对其表示赞许。

益生菌——如何引入更多老朋友

益生元就像菌群的肥料，而与之不同的是，益生菌是你空投到肠道里的活的细菌或酵母，你希望它能在那里扎下根来，给你带来一些益处。

若想争取机会活着抵达你的结肠，益生菌首先必须熬过胃里的酸液浴，接着浸在胃液里，一路承受各种重击。就算它抵达结肠，还要面对一个庞大的微生物部队，后者是常驻群体，并且不太欢迎任何新来客。

关于益生菌有很多卖力的宣传，网络上和健康食品店里也为许多不同的富含益生菌的保健品打广告，但其中只有一小部分拥有合理的科学证据，我马上就会提到它们。除非你的肠道有特殊情况需要你尽力应对（比如抗生素导致的腹泻），否则我觉得，最好的办法是通过食物来提升“好”细菌的数量。最好的益生菌食品是自制酸奶。

酸　奶

我做过很多次酸奶——比店里卖的那些要好喝很多，而且也含有更多乳酸菌之类的细菌。

我买的酸奶通常是鲜的或全脂的，往里头加水果来增甜，或是撒上肉桂、亚麻仁和坚果。含糖低脂酸奶基本上没有任何促进健康的特性。全脂酸奶比低脂酸奶对身体更有益的证据就是前者更诱人（哪怕其中不含糖）。

营养学科学家马里奥·克拉茨博士主要在西雅图的福瑞德·哈金森癌症研究中心工作，他做了很多让人眼花缭乱的研究，比对低脂乳制品与高脂（正常纯粹的）乳制品的益处，得出结论：“没有任何一项研究表明低脂乳制品更好。”事实上，有足够多的研究发现，食用全脂乳制品，尤其是酸奶，很可能会降低肥胖程度，并降低 2 型糖尿病等疾病的患病风险。

酸奶最开始获得健康光环要感谢伊利亚·梅奇尼科夫，他是巴黎巴斯德研究中心的教授。他想知道，罗多彼山脉的保加利亚人的寿命为什么比其他大多数欧洲人的长那么多。他认定这是因为酸奶所含的细菌起了作用。凯洛格博士参与创建了著名的谷物公司，他对这项研究深有感触，以至于开始向自己的病患推荐酸奶。只不过他建议他们把酸奶当作灌肠剂，他认为这是让酸奶抵达大肠的最佳方式，它在大肠里能提供最多帮助。

我不太确定酸奶灌肠剂的效果，不过正常的通过嘴摄入的方式确实有力地证明了，有活细菌或活性细菌的酸奶能协助治疗抗生素导致的腹泻以及 IBS 这样的病症，并有助于缓解便秘。

酸奶的另一个优点是发酵过程分解了乳糖，因此它所含的乳糖远远少于牛奶。哪怕你患有乳糖不耐受，应该也能食用酸奶。事实上，食用酸奶可以减轻这种症状。

奶 酪

我很喜欢奶酪，不过奶酪里含有大量饱和脂肪。我以前认为这种物质可能会导致早逝。（我试着吃了低脂奶酪，但味道太可怕了。）接着，我向科学寻求答案，发现并没有证据表明食用低脂奶酪会比全脂奶酪对健康更有益处。于是，我又开始食用适量的奶酪，一直到现在都很享受它的滋味。

去过法国的人都知道，法国人的奶酪食用量非常大，差不多每人每年 20 千克——超过了其他任何国家。然而他们的心脏病和肥胖发生率却相对较低，这被称为“法兰西悖论”。这可能和他们饮用大量葡萄酒有关，也可能和他们生活方式中的某些特质相关，不过肠道细菌可能也起到了部分作用。

在最近的一项研究中，科学家招募了 15 名健康的年轻男性，要求他们在两周内食用大量奶酪、全脂牛奶，或是节制饮食。在这两周里，当年轻人喝牛奶或吃奶酪时，他们的粪便中含有更多丁酸盐和丙酸盐。这两种化合物都是由肠道中已被证明有益的细菌生成的[1]。

并非所有的奶酪里都含有活细菌，事实上加工奶酪里根本没有。请在食物标签里寻找活细菌和活性细菌，这很重要。你会发现高德干酪、马苏里拉奶酪、切达干酪和白干酪里都有大量“好”细菌，洛克福羊乳干酪这样的蓝纹奶酪也一样，不过你还是要阅读标签来确定这一点。

我母亲最喜欢的奶酪是羊乳酪。羊乳酪通常由绵羊奶或山羊奶制成，有一股浓烈的乳香。羊乳酪富含一种名为“植物乳杆菌”的细菌，能生成抗炎化合物。由于羊乳酪是用全脂鲜奶制成的，因此它含有相当多的乳糖。如果你患有乳糖不耐受，可能得略过这种乳酪。

我喜欢把羊乳酪加在希腊沙拉里烤着吃，或是加在菠菜和番茄里做蛋卷，都很美味。

发酵食品

德国酸菜、克菲尔牛奶酒和韩式泡菜

葡萄酒、奶酪、酸奶和巧克力都是发酵食品，意味着它们是由细菌将葡萄糖一类的糖分转化成其他化合物而形成的。每种发酵食品之所以拥有独特的风味和口感，是因为参与转化的细菌和酵母种类不同。我曾注意到，旧金山做的酸面包和伦敦做的酸面包有完全不同的味道，

---

[1] 代谢组学研究阐明法兰西悖论中乳酪可能有的作用。Zheng 等人，《农业与食品化学杂志》，2015

这一定是因为两种面包中的微生物截然不同。

发酵食品现在变得越来越流行，不只是因为发酵过程中增添了食物的风味和口感，还因为它为食物增添了大量的“好”细菌。厂商们自然跳上潮头，开始贩售各种各样的发酵食品。问题在于，其中很多食品都经过了巴氏消毒，因此不含有任何活体成分。我最近参与了一项研究，我们将大量从商店里买的发酵食品寄到一所大学去测试，其中包括德国酸菜和韩式泡菜。研究发现，我们寄去的样本中有 60% 没有任何活的东西。你需要购买新鲜的产品，最好是标签上保证产品真的含有活细菌。当然了，你也可以自己动手制作。

我对整个发酵过程都不太熟悉，因此我约见了一群相关的专家。他们在伦敦附近工作，自称“发酵联盟”。他们正在执行一个任务，就是向全世界宣传：自制发酵食品是一种美好的体验。

加巴的原籍是波兰，当我与她碰面时，她正忙于制作德国酸菜。按惯例，酸菜是在切碎的卷心菜上浇上盐水，静置发酵而成的。这些酸菜在欧洲很受欢迎，那里的人们用酸菜配香肠吃，或是当作小菜食用。

加巴是从她母亲那里学会制作酸菜的。“我妈妈，82 岁，仍然在做酸菜。”她告诉我，“当我们还是孩子时，我们住在波兰，她会在 11 月做一大桶德国酸菜，放在阳台上，完全处于冰点以下。到了饭点，她就拿一个碗，敲碎冰面，舀出一些酸菜，拿进屋加热。那一大桶酸菜能让我们一直吃到春天。”

加巴说，大多数人可能会愿意吃发酵乳制品或发酵蔬菜，在最开始时尤其如此。而你可以把几乎所有东西拿来发酵，包括肥猪肉和生鱼。

此时，我突然回想起我吃过的最让人厌恶的食物——腌鲨鱼肉。那时我在冰岛，由于腌鲨鱼肉是当地的传统食品之一，我想我应该试一试。但这是一个巨大的错误。我吞了一口，然后开始作呕。只有高级发酵玩家才吃得了腌鲨鱼肉，不过如今他们吃的腌鲨鱼肉比以前的卫生多了。他们告诉我，在阳光灿烂的日子里，他们捕到鲨鱼，将其放进水桶里，往上面撒些尿，再加一些盐水，然后放在地窖的某处发酵，直到可以开派对的某一天再拿出来食用。整个过程可能需要几个月。

加巴向我保证，她腌鱼的时候绝对不会做到这种程度。“我们腌鱼并不会像冰岛人和挪威人那样，腌到鱼都腐烂了。我们只会腌两三天。”

加巴热爱发酵食品独有的气味和风味。“为什么英国没有真正的生产发酵食品的传统？”她很好奇，“你们做苹果酒、苹果醋、面包和奶酪，但是从全国范围来看，你们很不愿意食用，更不用说制作那些更新奇的、更具酸味的食物，而东欧和远东到处都是这样的食物。”

她认为，东欧人喜欢发酵食品的主要原因之一，是他们必须忍耐漫长而寒冷的冬季。在更早的时代，人们在一年中的大部分时候都无法买到蔬菜。因此，在制冷时代到来之前，农民们找到了各种各样的方式来腌制和保存食物。

加巴让我品尝的自制德国酸菜很美味，和我之前在超市买的酸玩意儿完全不同。刚腌好的酸菜充满了活细菌，而且制作过程非常惊人。（本书中有一份酸菜食谱，有一份克菲尔牛奶酒食谱——这是一种发酵牛奶饮品，是你能喝到的最富含益生菌的混合物。）

韩式泡菜是韩国的一种辣味小菜，用蔬菜腌制而成，也是一种很受欢迎的发酵食品。我曾在某处看到，韩式泡菜是某一年的年度“最热闹”的食材。它被加在各种食物里，从炸玉米饼到比萨，甚至连烤乳酪三明治里都能加。泡菜非常通用，又很有冲击力。你的味蕾和菌群已经做好准备迎接泡菜了吗？试试看吧。

发酵食品对肠道非常有益，原因之一是它含有大量不同的微生物，多到好像是由这些微生物构成的。比起其他细菌，发酵食品里的微生物安全抵达结肠的可能性要大得多，因为它是在酸性环境里培育的，极其耐酸。你可能会担心吃酸菜和泡菜这么酸的食物会对自己的肠子有什么影响，其实不用担心，因为所有的证据都表明它们对你是有益的。不过，如果你从未吃过这一类食物，开始的时候请悠着点。

苹果醋

你也许没见过韩式泡菜或克菲尔牛奶酒，但你可能尝过苹果醋。这种发酵食品现在极其流行，本书中也选取了不少包含它的食谱。

女演员斯嘉丽·约翰逊似乎是用了稀释过的苹果醋来洗脸，而北极探险家雷夫·范恩斯爵士也极其信赖它，声称他用醋饮（4 份苹果醋加 1 份生蜜）击退了自己的关节炎。

更重量级的支持者是科斯的希波克拉底，他被称为“西方医学之父”。希波克拉底非常相信身体的自愈能力。为了推动身体的自愈进程，他经常在药方里写上醋和禁食。他将禁食形容为“体内医师”，声称“生病时进食是在给病症提供养料”。至于醋，从清洗伤口到赶走顽固的咳嗽，他在各种各样的事上都建议用醋。但醋真的有什么有益健康的非凡特质吗？

最近，我与阿斯顿大学的詹姆斯·布朗博士合作研究了这个问题。我们决定验证的第一个说法就是饭前喝两茶匙醋能帮助控制血糖水平。

我们招募了一些健康的志愿者，要求他们吃一个百吉饼。詹姆斯在吃饼前后分别测量了他们的血糖水平。

如我们所料，百吉饼被消化之后，他们的血糖水平很快大幅地升高。第二天，我们要求他们再吃一个百吉饼，但这一次，他们必须在吃饼之前先喝下一点稀释过的苹果醋。这个举动使志愿者的血糖增幅降低了近 50%。

詹姆斯对这个发现感到非常高兴。“很多研究表明，在易患糖尿病的人身上会发生这样的现象，”他对我说，“但我不确定健康的志愿者身上会不会出现这种现象，结果却证明也会出现这种现象，所以我感到非常惊喜。”

这可能是因为醋里的醋酸抑制了双糖酶的活性，这种酶会分解淀粉和复杂糖类，使它们能够更快速地被身体吸收。如果这种酶的作用被阻止了，那么机体吸收的糖分会少很多。

但是在其他数据方面，比如体重、胆固醇或炎症的减少程度上，食用苹果醋的人是否也有更好的表现呢？

詹姆斯将志愿者分成三组，在 8 周里，第一组必须在午饭和晚饭前各食用两茶匙苹果醋，可以掺水喝，或混在沙拉里吃；第二组以同样的方式食用麦芽醋；第三组食用的则是闻起来有醋味的水（安慰剂）。

8 周后，没有人减掉一点点体重，不过食用苹果醋的志愿者有意外的收获。一位患有轻微关节炎的女士告诉我："我的关节不那么疼了，尤其是在运动之后。"

作为实验的一部分，詹姆斯测量了志愿者的 CRP 水平，这个数值能反映出体内炎症的程度。他发现某些苹果醋食用者的 CRP 水平的确降低了。让他吃惊的是，胆固醇的水平有了相当大的变化，不过这种变化只存在于苹果醋食用者身上。

在这一组中，每个人的胆固醇总量下降了 10%，下降幅度最大的是甘油三酸酯。这是非常惊人的发现，因为我们的志愿者在实验开始时都很健康，胆固醇水平也很正常。

我们只在苹果醋食用者组里发现了这一结果，而麦芽醋食用者组里则完全没有，这个事实说明苹果本身扮演了重要角色。

"苹果醋里含有许多不同的生物活性分子，它们都存在于苹果中，"詹姆斯说，"这些分子中至少有两种已被证明拥有对人体有益的特性。很有可能是苹果中的某种成分在苹果醋中被浓缩了，而这种浓缩成分为我们带来了这种效果。"

在这个实验里我们没有观察参与者的粪便，但是其他研究表明，除了控制血糖和胆固醇水平外，苹果醋对胃也很有益处。我的意思是，它并不是万灵药，而且真的很酸，所以我并不推荐你把它泼在脸上或大口往下灌。你可以稀释以后再饮用，或有节制地在食物中使用。我个人喜欢加在沙拉里，当作醋油沙司用。

助肠苹果醋油汁

1 汤匙法式芥末酱

1 瓣碾碎的大蒜

2 汤匙苹果醋

1 茶匙香醋

6 汤匙橄榄油

我还听说过苹果醋的其他用法，不过没有亲身试验过，比如：

· 除疣——把一片化妆棉浸在苹果醋里，而后贴在疣上，固定一整晚。重复 7 天。
· 治愈口臭——半汤匙苹果醋兑一杯水，漱口。
· 缓解咽喉痛——2 汤匙苹果醋兑 2 汤匙温水，漱口。
· 让头发有光泽——4 汤匙苹果醋兑一杯水，洗发后倒在头发上，停留片刻，然后冲洗干净。

益生菌补充剂

除了新鲜食物外，你还能通过胶囊、药片或饱含活细菌的加工食物来获得益生菌。益生菌有一个巨大的市场，但其中许多产品的作用都被高估了，比如鱼油胶囊。与我交谈过的大多数专家都对此表示怀疑，尤其是对所谓的益生菌酸奶，比如养乐多或达能 Actimel 酸奶，都是“加了细菌”的酸奶。厂商很聪明地投资研究自己的产品，挖掘它们潜在的健康益处，在研究支持下，这些产品在全世界范围被大力推广。

但是，某些主张并没有说服欧洲食品安全管理局的科学家。在养乐多或达能 Actimel 酸奶的英国网站上，你能看到他们声称自己的产品含有许多乳酸菌，但他们很谨慎，没有做出特别的健康说明。

我个人会避开所有这样的产品，主要是因为它们很可能含有过多的糖或甜味剂。但如果我的身体有特殊状况，比如服用抗生素导致腹泻，那我可能会服用适量的益生菌。

利物浦约翰摩尔斯大学的人体生理学教授格雷姆·克洛斯真心认为，益生菌对特定身体问题的作用有待考量。除了在大学工作外，他还为英国英式橄榄球队、埃弗顿足球俱乐部和参加欧洲巡回赛的高尔夫球手提供食品建议。他说，当这些队员都在营地里努力训练时，服用优质益生菌也许能减少他们被某些脏东西击倒的危险。

“我们在优秀运动员身上发现，”他说，“在高强度运动之后，他们的肠道会暂时有所损伤，这就给了病原体——‘坏’细菌——占领驻地的可乘之机。如果他们一天又一天地努力训练，身体就会越来越脆弱。”

这可以解释为什么优秀运动员总会在大型比赛开始前生病。世界马拉松冠军保拉·拉德克利夫想在雅典奥运会上夺取一枚金牌，但在比赛中严重腹泻，最终以失败告终。

为了让这种事情发生的风险降到最低，格雷姆建议，如果你正在做高强度训练，请服用多菌种益生菌（更多信息可参考我们的网站）。格雷姆还建议服用维生素 D 保健品，尤其是在冬天，因为缺乏维生素

D 会对菌群造成不良影响。

“我并不建议吃太多保健品，我认为食物还是首要的。”格雷姆向我保证说，“运动营养品的领域已经大幅改变了。如果是 10 年前，运动会开始前你可能会吃数十种保健品。”

如果你想了解各种益生菌保健品背后的科学证据，我建议你参考一下梅德林医学索引（Medline Plus），这是美国国家医学图书馆提供的，它汇总了美国卫生研究院和其他与健康相关的机构的可靠信息，具体网址为：https://medlineplus.gov/druginfo/natural/790.html。

要禁食的食物

如果你想拥有一个健康且有多样性菌群的肠道，除了知道应该吃的东西，还应该知道要削减或是禁食的食物。这个食物清单中的头条就是糖和加工食品。

糖

我们许多人都沉迷于高糖食物，而这类食物对我们的健康有灾难性的影响。在英国，6 岁的孩子平均每年吃下相当于自己体重的糖，而控制这一趋势的尝试大都失败了。如果你仍然认为糖是一种无害而美好的食物，那么就让我列个清单来破坏你的美好幻想吧。以下是这种纯粹的、白色的致命物质的一部分缺点：

1. 糖中没有任何必需成分，完全没有。它只有热量。其他食物里可能还有一点点维生素、矿物质、纤维……总归有点什么，但糖里没有。

2. 糖会腐蚀你的牙。我嘴里的每颗牙几乎都被钻过、填过，因为当我还是个孩子时，我吃下又喝下了太多的糖。10 岁以下的孩子出入医院多是为了拔掉他们被腐蚀得太严重的牙。

3. 吃下或喝下糖分会让你的血糖激增，然后暴跌，这会让你觉得饿。吃很多甜食的人比较容易变胖，这在孩子身上尤其明显。一项研究发现，每天喝一杯加糖饮料就能把变胖的风险提高大约 60%[1]。

4. 由于对体重和胰岛素水平的影响，食用大量糖分会让你更有可能患上 2 型糖尿病。它可以导致痴呆和截肢。无论是否进行治疗，成为糖尿病患者会减少你 10 年的寿命。

5. 糖会让人上瘾，不过奇怪的是，并不是让你对糖本身上瘾。我并不会扑向糖罐。当糖和脂肪混在一起，比例是 1∶1 时，我们就会发现这种食物让人不可抗拒。有一些人能吃一小块蛋糕后将剩余的蛋糕拿走，但有太多人做不到。

食品和饮料厂商多年来投资研究，就是为了说明糖完全没问题（这个策略让人联想到烟草行业），但他们已经清楚地意识到，潮流正

[1] 摄入甜饮料和儿童期肥胖的联系：前瞻性观测分析。Ludwig 等人，《柳叶刀》，2001

在变向。因此，他们开始向我们贩售低卡或零卡产品。那么这些替代品会更健康吗？证明它们不会更健康的证据正在慢慢增多。

零卡甜味剂的整个观点是，它能让你尝到糖味，但它不含热量。然而你的身体和大脑并不这么容易被骗。悉尼大学做了一项以果蝇为对象的研究，研究表明了仿甜味剂使大脑调节食欲的部分发生了改变[1]。

研究者发现，相比于用正常糖类增甜的食物，果蝇在吃下仿甜味剂后，还要多摄入 30% 的卡路里。那么究竟发生了什么？

研究者格雷格·尼利解释说："当甜味和能量在一段时间内失衡时，大脑会重新校准，并增加摄入热量的总量。"

换句话说，如果你的大脑认为你的血糖将会突然增高（因为你的味蕾告诉它，糖正在运输的路上），但没有货物抵达，那它最终就会判定，你需要再吃点什么来补偿。

当然了，果蝇不是人类，但这些发现与其他研究结果相呼应，表明摄入仿甜味剂（主要是起泡饮料）对你的健康并不会更好，甚至可能比直接吃糖更糟。

这个结论是由一次大型元分析得出的，其涵盖了最近的各种研究[2]。

---

[1] 蔗糖素通过神经肽 Y（NPY）和神经元禁食反应促进食物摄入。Wang 等人，《细胞代谢》，2016

[2] 仿甜味剂会产生反直觉的效果，诱发代谢紊乱。Swithers 等人，《内分泌与代谢趋势》，2013

仿甜味剂

除了影响你的大脑外，仿甜味剂还能改变你的肠道细菌。

数年前，魏茨曼科学研究所的两位博士，也就是我们前面介绍过的埃兰·叶林纳弗博士和埃兰·塞加尔博士，做了一些研究，审视食用仿甜味剂对菌群的影响[1]。

在实验中，老鼠分别饮用了水、糖水和加了点糖精的水。和那些饮用水或糖水的老鼠不同，喝下糖精的老鼠患上了葡萄糖耐受不良，再发展下去可能就会患上糖尿病。

接着，他们把喝下糖精的老鼠的菌群转移给了“无病菌”或无菌群老鼠。6 天内，后者也患上了葡萄糖耐受不良，这意味着转移的菌群中有什么东西被甜味剂改变了。他们更仔细地观察了粪便样本，确定现在这些老鼠的肠子里有了更多能导致肥胖和糖尿病的细菌，但老朋友艾克曼菌变少了。

最后，他们招募了一群人类志愿者，这些志愿者通常不食用仿甜味剂食品。而研究者要求他们一周内食用很多这类食品，不过食用量控制在安全范围内。

7 天内，许多志愿者出现了葡萄糖不耐受的迹象，不过不是所有人都如此。为什么呢？看来，某些肠道细菌对仿甜味剂的反应是分泌出能激起炎症反应的化学物质，进而促成肥胖和糖尿病。如果你也有那一类细菌，最好把仿甜味剂从菜单里完全撤掉。怎么才能知道你有

---

[1] 仿甜味剂通过改变肠道菌群诱发葡萄糖耐受不良。Suez 等人，《自然》，2014

这些细菌呢？此刻你是无法知道的。而我选择完全避开仿甜味剂，建议你也这么做。

叶林纳弗博士显然不是仿甜味剂的粉丝，他认为应该“重新评估如今在无人监管的情况下人们对这类物质的大量摄入”。

还有什么可选择的？

不幸的是，和糖一样，糖的天然替代品对你的血糖水平也有相似的影响，比如蜂蜜和龙舌兰糖浆。我并不完全反对食用这两种东西，但它们是披着羊皮的狼。

问题在于，我真的很喜欢甜品。因此，当有人建议我试试非洲水果蜜拉圣果（Synsepalum dulcificum）的提取物时，我非常好奇。它比较出名的名字是神秘果。神秘果含有神秘果蛋白，这种分子能与你舌头的受体结合，从而改变它的形态。神秘果和其他任何仿甜味剂都不一样，它的作用原理并不是让食物变得更甜，而是让你觉得它更甜。

你很难得到新鲜的浆果，不过还是可以在网上买到药片状的脱水果干。

那么它的口感是什么样的呢？我在舌头上放了一片，等着它融化，然后慢慢品味。之前我读过热情洋溢的声明，说它让橘子这样的食物尝起来好像“刚从伊甸园里摘下来的一样”。

我试吃的这一片果干的确去掉了柠檬的涩味，但是回味很煞风景。而一杯昂贵的红酒被它变成了甜得恶心的气泡水。唯一好的一点是这种效果会在一小时内消失。

迎难而上

如果你嗜甜，并且担心自己会胡吃海塞过多的甜食，那我建议你实行“突然戒断”。但请不要完全依赖自己的意志力，找一些其他东西填补空白是很重要的。

澳大利亚演员瑞贝尔·威尔森丢掉了甜食，增加了纤维摄入量，从而减掉了 15 千克。她还开始了每周 4 次，每次 5～10 分钟的高强度训练（HIT）。

据可靠消息（一个名流网站）称，瑞贝尔的目标是每天摄入 35 克纤维，它的来源是燕麦、水果、蔬菜和全谷物。当她想吃糖时，就来一杯有机苹果醋。

她现在不吃椒盐脆饼干、百吉饼和面包了，转而补充健康的脂肪，比如橄榄油和牛油果。她的“转向”小点心包括胡萝卜条和黄瓜条蘸牛油果色拉酱、芹菜和胡萝卜蘸杏仁酱、一把杏仁、巴西核桃或腰果。

和瑞贝尔一样，如果对蛋糕或巧克力的渴望变得几乎无法忍受时，我就吃坚果和蔬菜。我还发现一个很有用的办法，那就是想象我正在缓慢地饿死我肠子里那些嗜糖的细菌。人与微生物之战，真的只能有一个赢家吗？（关于如何以及为何要削减糖分摄入量，如果你需要更多建议，请参考 thebloodsugardiet.com。）

加工食品

两年前，伦敦国王学院的遗传流行病学教授蒂姆·斯佩克特说服儿子汤姆，让他坚持执行一份快餐食谱。在 10 天里，汤姆只在当地麦当劳买吃的，除此之外不吃别的，这些食物包括大量巨无霸汉堡、鸡块和薯条，全部都就着可口可乐吞下去。在实验之前、期间和之后，汤姆的粪便样本分别被寄去检测分析。可以理解的是，汤姆对这份食谱感觉不太好，而且他的肠道菌群在这段时间很难熬。数天后，他就失去了大约 1400 种细菌，大约是他的菌种总数的 40%。在恢复正常饮食数周后，他的菌群仍然没能恢复[1]。

几年前，我做过一次相似的，不过没那么极端的自体实验。为了弄清楚我主要吃加工食品身体能糟到什么程度，我决定在 4 周里坚持食用加工食品——不是像汤姆那样完全以麦当劳为生，而是每天吃一两次加工肉类。

在这个新的饮食规则下，我大多数早晨吃两片培根，午饭吃一份沙拉，晚餐吃一个小汉堡。另一些日子，大概是早餐吃一根香肠，午餐吃蒜味香肠三明治。从许多层面来看，这些都是相当典型的英式饮食。

为了监控这种饮食的影响，在开始前，我去了雷丁大学的食品与营养科学系。那里的人给我做了一次彻底的体检，测量了我的胆固醇、体重、体脂和血压，也采集了粪便样本。

4 周后我又回到了那里。

当我站上体重秤时，护士微笑着对我说，我比上次来时重了 3 千

[1] “对话：你的肠道细菌不喜欢垃圾食品——就算你喜欢，也一样。”（https://theconversation.com/your-gut-bacteria-dont-like-junk-food-even-if-you-do-41564）

克，大部分都集中在我的肠道上。这是个坏消息，因为腹部的脂肪会在很大程度上增加产生胰岛素抗性和患糖尿病的风险。

接着我测了血压，得到了更坏的消息，我从“优秀”降到了“高血压第一阶段”。

我的肠道细菌也改变了，朝着糟糕的方向发展。

我的菌群多样性指数（它能更好地测量一般肠道健康）从 7.27 降到了 7.1（10 是多样性最高值）。这听起来不多，但意味着之前我曾拥有非常让人欣慰的多样化菌群（排名在前 30% 里），现在我完全降级，被丢进了后 30% 里。

我的肠道细菌数量也有了重大转变，厚壁菌更多了，这种细菌与肥胖和炎症相关。在重新回归正常饮食后，我的体重、血压和菌群渐渐地恢复了正常。

加工食品对身体不好，这并不让人奇怪，但它对菌群造成的恶劣影响很让人吃惊。其中一个原因是加工食品里糖与脂肪的含量，还有一个因素是乳化剂。

乳化剂是一种清洁剂，被添加进大多数加工食品中，以优化口感，并延长保质期。给老鼠喂食普通乳化剂，能让它的菌群朝不健康的方向发展，并促进那些会攻击肠道黏膜的细菌生长。这进一步导致发炎，促成了 2 型糖尿病和肥胖之类的病症的发展[1]。

又一个不错的理由，让你对汉堡和薯条说“不”。

---

[1] 食品乳化剂影响了老鼠的肠道微生物，使之出现结肠炎和代谢综合征。Chassaing 等人，《自然》，2015

抗生素

当我还是孩子时，我们住在印度。那时我曾有过多次严重的腹泻，也就意味着用了无数抗生素。几乎可以肯定，它救了我的命，但是也使我后来患上了 2 型糖尿病（最终我战胜了它）。

许多孩子在出生之前就接触了抗生素。按惯例，孕妇总是要使用它，而它轻松地穿过胎盘，抵达胚胎。进行剖腹产手术的产妇也要使用抗生素，它对婴儿的菌群没有任何好处。就如在第四章中说的，比起顺产的婴儿，剖腹产所生的婴儿更有可能患上哮喘和 1 型糖尿病，而过早使用抗生素更增加了这种风险。

生命的头两三年至关重要，对生长中的孩子如此，对他们的菌群也是如此。这是菌群构建成型的关键阶段。在这几年里重复使用青霉素一类的广谱抗生素，会显著提高患 2 型糖尿病以及变胖的风险。

有专家建议，如果小孩子必须使用抗生素，那么可以同时服用益生菌，也可以食用一些发酵食品，比如酸奶或克菲尔牛奶酒。同样，必须使用抗生素的成人也一样。索菲・拉姆斯博顿也希望过去曾有人能给她这样的建议。

索菲的故事

索菲 29 岁，是一名园林设计师。20 岁出头时，她生活在印度，为那些有特殊需要的孩子设计教室。她在那里得了伤寒。

持续了很久的服用抗生素疗程帮她解决了问题，然后她回到了美国。但是在接下来的两年多时间里，她一直和严重的肠道问题搏斗，包括疼痛、腹胀以及经常性的腹泻。她常常卧床不起，不得不从大学退学——当时她正在学习建筑学。

她找了很多医生。“我至少找了 20 名医生，老实说，他们没有一个人对此有一点头绪，”她对我说，“他们显然觉得这个问题很难解决。他们总是建议我做更多体检，比如侵入性的内窥镜检查，使用更多抗生素，还告诉我说，‘你患了 IBS，去解决它吧’。”

最后，她不情不愿地拜访了一位神经科医师，对方自称“功能性医生”。他提出对她进行食疗。

“我做了更多的血检，做了许多粪便测试。他发现我肠子里有非常多的脏东西，他试图用月桂酸单甘油酯（这种物质源自椰子，有抗菌效果）来杀死它们。”

他还给她开了非常激进的食谱，他的办法是去掉所有可能引起问题的食物。

“我能吃的只剩下鸡肉、甜马铃薯和西蓝花。我还服用大量保健品，试图治愈我的肠道内膜。”

好消息是，这么多年来，她头一次觉得肠子好些了。坏消息是，哪怕正在执行她那有限得让人难以置信的食谱，她依然在大多数时间里觉得虚弱、疲惫、昏昏欲睡。

她和丈夫搬到伦敦，在那里找到了塔尼娅·博罗夫斯基。

“在塔尼娅的指导下，我又开始扩展我的食谱，吃一些小扁豆和谷物之类的东西。我觉得我大概是吃不到乳制品了。这些天我们吃了很多自己做的德国酸菜，喝了很多康普茶。我丈夫想试试韩式泡菜。如果我必须再次使用抗生素，就得同时吃很多益生菌以及大量发酵食品。然而，没人提过这样的建议。我真希望他们提过。”

第六章　改善菌群的其他方法

间歇性断食

早在 2012 年，我通过一次随机血检发现自己是一名 2 型糖尿病患者。我没有开始治疗，反而决定寻找有没有办法能逆转。我和许多科学家交谈，了解到一种我之前从未听过的方法：间歇性断食。

间歇性断食并不意味着完全绝食，是指减少热量摄入，而且频率是非常戏剧性的，一周两天。它引起了我的兴趣，我把自己当作试验品，制作了一个名为《吃吃，断断，活得久》的纪录片。作为纪录片内容的一部分，我决定试试看，如果我每周有两天将热量摄入量削减到 600 卡路里，执行 8 周，那会发生什么。

我发现这个办法非常易行，现在我把它称为“5：2 食谱”，执行它时我瘦了 10 千克，逆转了我的糖尿病，并且腰围减了 10 厘米。以我的经验以及与专家们的无数次交谈为基础，我写了《轻断食》这本书，它变成了国际畅销书。这使间歇性断食成为一种全球现象，并获得了包括詹妮弗·洛佩兹和本尼迪克特·康伯巴奇在内的许多粉丝。5年过去了，我一直保持着减重后的体重与改善后的血糖水平。

它是怎么起作用的?

5：2 食谱之所以如此成功，其中一个原因是你没有全程都在疯狂跑步和节食。如果在面对某些不健康食品的诱惑时，你能对自己说“我明天再吃它”，那抵制诱惑就会变得更容易。接着明天来了，也许你会吃，不过事实是你往往不会。

间歇性断食还教给你更好的饮食方法。如果在断食的日子里你能挨得住饥饿，只吃蔬菜和优质蛋白质，那么随着时间推移，你会发现当你饥饿时更想吃健康食品。

它的科学依据很有力，并且会越来越有力。最近在科学刊物《细胞代谢》上发表的一篇评论文章《禁食的分子机制及临床应用》，分析了无数人类及动物研究，推断出间歇性断食能减少许多促进衰老（氧化性损伤及炎症）的东西，并增强机体保护及修复自身的能力。据这篇文章称，它“能帮助人减少肥胖、高血压、哮喘以及风湿性关节炎等病症”。

禁食与肠道

如果它对你的身体有益，那对你的菌群有什么影响呢？哦，当我们削减热量摄入量或者什么也不吃时，我们之前提过的一类细菌——

艾克曼菌就会繁荣生长。

因为艾克曼菌以黏液为生，并不像多数肠道细菌那样依靠你吃下去的食物残渣生存，所以在减少热量摄入时它就会茁壮生长。在肠道的残酷世界里，艾克曼菌将占据优势，而它的竞争对手将会营养短缺。

除了动物研究外，还有两项小规模的人类研究表明了这一点。在其中一项研究中[1]，13 位超重男女被要求在一周中执行一份低卡食谱，每天摄入 600 ~ 800 卡路里。

研究者在这一周的开头和末尾采集了粪便样本。主要的发现是，微生物多样性提高了（如前所述，这是件好事），艾克曼菌和双歧杆菌（也是些好伙计）的数量也大幅上升。

在另一项小型研究中[2]，美国肠道中心的研究者让 19 名志愿者执行不同的食谱：一份乳酪及酸奶食谱、一份清肠食谱（水果和蔬菜奶昔，或水里加了柠檬、枫糖浆和辣椒）或禁食（只喝水或摄入最少量的卡路里）。他们在实验进行的三天里以及实验结束一周后采集粪便样本。

禁食是改变菌群结构最有效的方法。它使艾克曼菌大量增多，这些细菌在禁食结束后坚持了大约 10 天，然后数量慢慢回落至最初的水平。

因此，一次短暂的禁食就能强劲推动改变。但是，若想维持改

---

[1] 断食后肠道菌群多样性提升，以及粪便中有丰富的普拉梭菌和艾克曼菌——初步研究。Remely 等人，《维也纳临床周刊》，2015

[2] 三天清肠食谱对你的菌群有什么影响？（http://americangut.org/what-does-a-three-day-dietary-cleanse-do-to-your-gut-microbiome/）

变后的水平，你可能需要大约每周一次限制热量摄入（我将它称为“6：1”，我自己就是这么做的）。

我们之前提及的蒂姆·斯佩克特博士不仅是流行病学专家，也是著名的微生物研究者以及英国肠道中心项目的创建者之一。和我一样，他也是地中海饮食的资深粉丝。“它是唯一一种被证明了对健康有益的食谱，”他说，“里面包括了坚果、种子、黑巧克力、红酒、橄榄油，还有那些饱含微生物喜欢的矿物质的蔬菜，比如韭菜、大蒜和洋葱。我们应该多食用发酵食品，像活菌酸奶、韩式泡菜、德国酸菜和克菲尔牛奶酒。”

此外，他认为那些削减掉整整一批食物的高限制性食谱可能对菌群没什么好处，比如阿特金斯减肥法。事实上，他唯一同意的节食法就是间歇性断食，不过最好同时摄入大量纤维。“我喜欢你的5：2食谱，”他对我说，“因为它保持了食物摄入的多样性。”

人们常常曲解5：2食谱的意思，声称它允许你在非断食日吃“任何你喜欢的东西”。这是错误的。实现5：2食谱最好的办法是执行地中海式食谱，并每周选两天减少热量摄入。我对断食日的热量摄入并没有严格要求。有些人发现自己摄入600卡路里最舒服，另一些人则受不了。如果你觉得600卡路里会让你饿死，那可以升到800卡路里。

如果想深入了解其科学依据和执行方法，请阅读《轻断食》或登录 thefastdiet.co.uk 和 the bloodsugardiet.com。你将在网站上找到一群生机勃勃、互相支持的快乐的断食者。

运　动

我们知道，要让心脏维持良好状态，让大脑持续工作，运动是至关重要的。但是让人吃惊的是，运动似乎还对人的菌群有好处。

这个观点的证据来自爱尔兰科克微生物研究所的一项研究，研究者们仔细观察了爱尔兰英式橄榄球队队员的粪便。

保罗·科特尔博士是研究者之一，他告诉我，这项研究的起因是英式橄榄球队的队员是一群不同寻常的运动员。“我们认为，如果这群特别的年轻人没有改良肠道菌群，那就没有人能通过运动改变自己的肠道菌群。”所以，他们发现了什么呢?

“橄榄球队队员的菌群很古怪，多样性高得惊人。”保罗说，“我们只在生活于亚马孙雨林的人或哈扎人那样的狩猎采集者身上看到过这样的菌群测量结果。”

这项研究为运动能提高人类菌群多样性提供了第一份真正的证据。保罗决定进行跟踪调查，观察那些通常不做大量运动的人如果运动了以后会对菌群有什么影响。

“我们是这么做的，”保罗告诉我，“我们找了一群成天躺着看电视的人，让他们执行 8 周的运动计划。当他们训练时，我们还为他们提供乳清蛋白质，因为补充蛋白质挺重要的。我们在实验前、中、后分别采集了粪便样本，主要观察他们的肠道菌群多样性的变化。”

研究还没有完全结束，更不用说发表结果，但保罗已经很兴奋了。“我们没想过在这么短的时间里能看到很大的变化，本来只是把它看作一个通向更大型研究的跳板。但我已经开始处理大量数据了，我们已经看到了一些有趣的变化。”

保罗认为，几乎可以肯定，运动能让你的菌群更健康，但他也告诉我：“你无法用运动战胜差劲的饮食。”

“爱尔兰英式橄榄球队的饮食丰富又多样。在训练之后，他们会去吃一顿特别的自助餐，食物包括大量水果、蔬菜、白肉、坚果、浆果、种子等。对精英运动员来说，运动后食用一杯啤酒和一个馅饼的时代已经过去了。”

你肯定要问，如果想改善我的菌群，要做什么类型的运动呢？要运动多久呢？最诚实的答案是，我们不知道，不过看起来什么运动都会对你有帮助。跑步、散步、游泳、爬楼梯，甚至只是多闲站一会儿，都会对你有益。一定要记住，不要久坐。

作为一个以制作纪录片谋生的人，我必须得告诉你这一点：看电视对人体的影响很严重。剑桥大学的施皮格尔霍特教授计算出，你坐着看电视超过两小时，会减少你大约半小时的寿命。另一个问题是，如果你坐下来看电视，你还可能会吃薯片和其他垃圾食品。

有一个办法可以绕过这个问题，那就是站着看电视（还可以熨熨衣服，这能让你一小时燃烧约 80 卡路里），或是骑着健身脚踏车看电视。

为了最佳健康效果，你还需要在运动中加入专注力。我喜欢的运动类型是高强度训练（HIT）。对我来说，这意味着我要在非常短暂的时间里疯狂蹬车，或是跑上一层楼梯。只要我能真正用尽全力，在哪里训练都可以。

若想增强心脏和肺部的力量，这或许是一种特别有效的方式——哪怕一周只能运动几分钟。

那么 HIT 的效果到底如何呢？比起低强度训练，它更能刺激你的线粒体——机体的主要能量厂。它的工作是将氧气和葡萄糖这一类原料转化成名为“三磷酸腺苷（ATP）”的能量小包，从而给你的身体提供动力。

你身体中的每个细胞里都有线粒体，由于它们能生产动力，所以你就会希望它们的数量不断增加。要测量运动计划到底有多大效果，一个好办法就是测量你身体里的线粒体浓度是否提升了。

而 HIT 在这一点上的成绩尤其出色。比起普通运动，HIT 能使线粒体变得更多、更活跃，其对心脏肌肉的作用尤其明显——HIT 能让心脏变得更大、更强壮、更有效能。这不仅对普通人来说很重要，对心脏病患者的康复工作尤为重要。

另外，线粒体对脂肪燃烧也至关重要。当你开始运动时，你的身体会分解储存的脂肪，向血液中释放游离脂肪酸。肌肉获得这些脂肪酸，再用线粒体把它们转化成能量。你有更多的线粒体，就能消耗掉更多的脂肪。

比起执行普通运动计划的人，那些做 HIT 的人能减掉更多的腹部脂肪——这些脂肪不仅使人的腹部很难看，还是导致糖尿病和心脏病的危险因子。

几年前，我写了一本名为《轻健身》的书，书里赞美了 HIT 的优点。虽然人们对科学很感兴趣，但是也有人担心过度逼迫自己会有风险，年龄较大者更是如此。

不过，最近的一项研究让我很高兴。《美国老年病学会期刊》上发表了这样的报告[1]:“对于年龄较大的群体，极短期的高强度训练实质上能改善身体机能和自身的健康问题。”

在这项研究里，苏格兰亚伯泰大学的科学家们让一群不是很健康的年龄较大的志愿者执行一份运动计划，他们要在一周内做两分钟 HIT。志愿者的年龄范围为 61～74 岁。

这些志愿者都是过去从未定期运动、未曾受训过的人，他们经过筛选，以确保没有在服用任何可能影响效果的药物。接着他们被随机分配成两组，一组是运动组，另一组是对照组。

运动分成两部分，志愿者在健身单车上进行 10×6 秒的抗阻式全力冲刺，两次冲刺之间至少休息 1 分钟。他们都戴了心脏监护器，并且被要求在心率降到每秒 120 下后，才能再进行另一轮冲刺。

HIT 的秘密不在于速度，而在于努力。你必须逼迫自己，这意味着如果在健身单车这一类的器械上做 HIT，你的抗性将会迅速增大。著名科学家约翰·巴夫拉基博士是这样说的：“说到冲刺，你不必达到尤塞恩·博尔特那样的速度。只要你竭尽全力，不管你呈现的是什么速度，都将改善你的健康。”

在 6 周的实验末尾，尽管他们被要求保持原本的饮食习惯，每周做两分钟 HIT 的志愿者们还是平均减掉了 1 千克，主要是脂肪。巴夫拉基博士认为，这部分是因为 HIT 的后燃效果，即代谢速率升高的现

---

[1] 极短期的高强度训练实质上能改善年龄较大的成年人的身体机能和自身的健康问题。Adamson 等人，《美国老年病学会期刊》，2014（https://www.researchgate.net/publication/26385917 7）

象会持续很多个小时。每天燃烧的卡路里并不多，大约是 70 卡路里，但 6 周后就累积到了 2000 卡路里，相当于 0.3 千克脂肪所含的能量。传统运动会导致运动者进行补偿性的暴饮暴食，但 HIT 不同，它会抑制食欲。

对于更成熟的我们来说，两分钟运动计划的真正益处是对血压、有氧适能和血糖水平的影响。高血压对于心脏病和中风来说是一个明显的危险因子。

HIT 志愿者的血压平均降了大约 9%，胜过大多数药物的效果。他们的血糖水平也会相应地降低。

他们的有氧适能也改善了 8%。有氧适能体现的是心脏和肺的力量，我们能活得多好多久，它是最准确的预测指数之一。

当然了，年纪较大的人在开始时需要用更温和的方式，但人们总是有一种恐惧，认为中老年运动会导致心脏病和中风。不过，如果你正在进行药物治疗，或是担心自己的健康，那就在开始一项新运动计划之前咨询一下医生。

运动过头的危险

不做任何运动是有害的，但运动过头也很危险，哪怕你身体健康也一样。许多发愤图强的跑步者都会出现肠道问题，尤其是在马拉松一类费力的运动之后。虽然我从未跑过马拉松，不过据说在这些运动中，最长的队列都在厕所里。一个朋友告诉我："马拉松输赢都在厕所。"问题在于过多的运动会导致肠道损伤和肠漏症。肠道损伤是由身体温度升高和血流减缓引起的。对于大多数人来说，这好像都只是暂时的影响，但还是要注意。虽说温和的运动能改善你的肠道健康，但它也不乐意被逼迫过度。

压力、睡眠和菌群

运动的好处之一在于释放压力。压力过大、缺少睡眠和不健康的菌群都有内在联系。

压力会让你睡得差，睡得差会让你吃得差（它会让你越来越渴望糖类、碳水化合物和高脂小点心），而吃得差会促进肠道里“坏”细菌的生长。你会增重，变得更加嗜甜，睡得更差，如此往复。这是个可怕的恶性循环。在食欲方面，一夜糟糕的睡眠会立刻产生极其惊人的影响。

在一项研究中，27 名男女（30～45 岁）被要求仅在一个晚上把睡眠时间减少到 4 小时，研究者发现他们的饥饿激素和食欲都发生了戏剧性的变化[1]。非常古怪的是，剥夺睡眠对男性和女性有不同的影响。对于男性来说，减少睡眠使胃饥饿素激增，这种激素会告诉你饿了。

这种现象并不发生在女性身上，相反，在她们身上，名为 GLP-1 的激素下降了，这种激素会告诉你饱了。两种影响的效果是一样的，

[1] 男性和女性的短睡眠时间、葡萄糖异常和食欲激素调节。St-Onge 等人，《睡眠》，2012

实验对象也都会吃得更多，只是原因不同。现在我们还不清楚这种性别区分的原因。

轮班工作和时差也会对你的身体与菌群产生相当糟糕的影响。在最近的一次拍摄旅程中，我与一名空姐聊天，她告诉我她以安眠药和能量饮料为生。她知道这是个可怕的组合，但已经变成了惯例。“我没有告诉我的丈夫，”她吐露心声，“他以为我夜里只是要吃了补铁药片才能睡觉的。”

叶林纳弗博士和塞加尔博士是个性化营养项目的策划者，他们决定研究这种现象。他们要求一些学生乘飞机穿越时区。自然，在登机前、时差反应相当大的时候以及实验结束两周后，这些学生要采集自己的粪便样本以便检测。

接着，两位博士将学生们的细菌转移给了无菌老鼠。叶林纳弗博士说结果很令人惊奇。“从倒时差的学生那里接收微生物的老鼠变得肥胖，并且患上了糖尿病。在出现时差之前与之后采集的样本细菌则并没有受到这样的影响。”

这意味着，如果可以的话，尽量避免飞越很多时区。另一层道理是，一夜好眠是最优先的方法，但说起来容易做起来难。

如果你失眠，那你该怎么办?

市面上有很多关于睡眠的建议，我试过大多数，其中有一部分对我有帮助。实验效果最好的、有科学依据的建议包括如下几条：

1. 设定闹钟，让它每天早晨在同一时间叫醒你。这会形成惯例，而你的身体热爱惯例。让人难过的是，这意味着周末不能睡懒觉。

2. 试试在早饭前散个步。晨光会让你的大脑停止产生褪黑激素，这种激素有助于你进入睡眠。亮光真的会让你变得精神。如果你正在受季节性情绪失调（比如冬季抑郁症）的折磨，这个方法会特别有用。

3. 白天做些运动。大量研究表明，运动能改善你的睡眠质量。

4. 在你上床之前，至少提前 90 分钟准备入睡。半夜吃东西对你的身体真的不好，而且，强迫你的肠子做很多繁重的消化工作并不能改善你的睡眠。

5. 在上床前，至少提前一小时洗个热水澡或泡个澡，只要沐浴后让自己冷却下来就行。机体温度降低能提示你的大脑：是时候睡觉了。由此可见，你应该在比较凉爽的房间里睡觉。

6. 在预备上床的阶段，别看电视、玩手机，别用社交媒体。部分原因是这些活动都过于刺激，尤其是蓝光屏幕发出的光能激活大脑，让它处于兴奋状态。无论如何，别在床上看电视或用电脑。床应该是用来睡觉和做爱的，别用它来干别的。

7. 禁止半夜喝酒。酒精也许能帮助你睡着，但它也会毁掉你的快速眼动睡眠。但是否要在夜里喝咖啡就因人而异了，有些人是咖啡因快速代谢者，也就是说他们的基因使他们能非常迅速地分解咖啡因。我接受过测试，我就是个快速代谢者，夜里喝咖啡对我的睡眠质量没有多大影响。但我的妻子就完全相反，她是个慢速代谢者，午饭后就不能喝咖啡了，否则她会睡得相当糟糕。

8. 在你睡觉之前，写下今天你身上发生的三件好事。事实证明，这是改善情绪的最佳方法之一。

这些都是已被确认的东西，如果你是个失眠症患者，你可能早就都试过了。你可能还试过薰衣草或其他药草治疗。后者的证据很少，但它也有可能对你有用。

现在，让我们前去探寻更让人惊奇的改善睡眠模式的方法吧——改变你的菌群。

纤维和睡眠

如前所述，食用纤维能增加双歧杆菌之类“好”细菌的数量，进而产生一系列激素和代谢物，这些物质不仅能改善肠道健康和控制体重，还有可能改善你的大脑状况。现在有证据表明，更多纤维也能帮助你睡得更好。

纽约哥伦比亚大学医学中心的人类营养研究所最近做了一项研究，研究者将平均年龄 35 岁的 13 位男士和 13 位女士带进睡眠诊所，测试不同的饮食对他们的影响。饮食计划包括改变餐饮中纤维、饱和脂肪和糖的摄入量[1]。

他们发现，富含纤维的食物能改善志愿者的深度睡眠质量，还能让他们更快入睡（从平均 29 分钟降至平均 17 分钟）。反之，摄入更多饱和脂肪和糖会使睡眠质量下降——睡眠更轻，且醒后更没精神。

其中的一位研究者圣翁奇博士指出：“鉴于越来越多人意识到睡眠对于高血压、糖尿病和心血管疾病等慢性病有重要影响，通过饮食改变睡眠具有重大的健康意义。”

---

[1] 纤维和饱和脂肪与易醒和慢波睡眠相关。St-Onge 等人，《临床睡眠医学杂志》，2016

土豆淀粉和睡眠

除了大嚼特嚼更多蔬菜外，我还试过一类特别受双歧杆菌欢迎的纤维——土豆淀粉。土豆淀粉是抗性淀粉的一种，是将生土豆压碎，再从被破坏的细胞中获得淀粉颗粒。你可以在健康食品店或网上购买。虽然我并没有听说过关于它的临床实验，不过我听过一些个人经验（主要是通过网络聊天）：晚上早些时候吃一茶匙土豆淀粉，能帮助睡眠，还有助于进入更鲜活的梦境。

如果有人想要检验它的正确性，愿意献身科学，可以前往我们的网站，签约参加一个小小的研究。对此，我会非常感激。它是在线进行的，并且完全匿名，有了你的帮助，我们也许就能弄清楚食用土豆淀粉究竟有多少益处（如果有的话）。如果你想要参加，那么请在开始前阅读网上的协议。这很重要，好让我们确定结果是有效的。预先对你表示万分感谢。

压　力

失眠会导致压力，压力又会导致失眠。除了少吃多动外，更烦人的建议是那些好心人随口说出的“尽量放松”。我们都知道应该放松，太多压力对我们有害，并且在糟蹋我们的生命。但关于改善睡眠质量这件事，我们到底能做些什么？

在之前的章节中，我已经提到过益生菌，而且我们也知道做更多运动会有所帮助。但有没有其他更具心理学意义的方法呢？

确实有一些技巧，其中之一是我在高度紧张的情况下发现的，比如在准备电台采访或是进行电视现场直播时，我就试着告诉自己，我不是紧张，而是很兴奋。

在这两种情况下，你都会肾上腺素飙升、手心出汗、躁动不安。你的身体知道你没有放松，但它分辨不出你是激动还是紧张。

因此，对自己重复说“我真的非常期待这个，因此我的脉搏在加速，我的手在发抖”，可能会有所帮助。这肯定强过于想着“这会是场灾难，我真希望自己不在这里。救命，救命，救命”。

对于更长久的慢性压力，我建议你随时保持警觉。这个主题我以前写过了，不过还是值得在这里再次提及一下。

你能改变想法吗？

在长途驾驶并接近终点时，你有没有发现自己没有意识到在驾驶，而是沉浸在自己的思想中？

我们大多数人在清醒时都会被自己的内部世界所包裹。我们总是想得太多，和把事情做过头一样，想得太多容易产生消极的情绪。若是常常胡思乱想，这些想法很可能会形成一个由犹豫不定、自我嫌恶、抑郁和失眠组成的消极螺旋。而抗击它的方式就是让自己保持警觉。

有那么几年，我一直想试着做正念冥想，但始终没有真正实践过。直到数年前，我终于决定要筛一筛我的脑子。因为我想客观地测量冥想对我的大脑会产生什么影响。在开始前，我去见了当时在埃塞克斯大学工作的伊莱恩·福克斯教授，现在她在牛津大学工作。

她做了一系列测试，包括测量我休息时大脑两半球的电活动水平。

令人惊讶的是，研究表明，那些高度倾向于悲观、神经质及焦虑的人的前额皮质右半侧比左半侧活跃。这被称为“脑非对称性”。我们知道这种现象会发生，但不知道为什么。

各种测试的结果表明，我是个悲观主义者，伊莱恩温和地称我的大脑“处于频谱消极的那一端”。

接着我便进行了 6 周的正念冥想。有些人喜欢加入群体和大家一起做，但我一直在到处跑，所以最后我是通过 APP 来完成的。

如果你想知道它是什么感觉，可以这样试试：在一张舒适的椅子上坐直，把手放在你的大腿上，闭上眼睛，接着在大约 1 分钟里试着把注意力放在你的呼吸上。

你不需要加快或减慢速度，只需要注意气流穿过你的鼻腔，充满你的胸腔，你的膈膜扩张又收缩的感觉。当你注意到自己已经分心时（总会分心的），温柔地把注意力再调回到呼吸上。

好了，不要再读下去了，不要翻页，把这本书放到一边，来试一试。只需要 1 分钟，你有什么可失去的？

那么，感觉如何？我敢说哪怕只有 1 分钟也是挺难熬的。你可能会觉得不适，也许体验到了身体内部的抗力，觉得这纯粹是浪费时间。这都很正常，这种迹象表明你的思想就像野马一样，不习惯被控制。

葡萄干练习

另一种体验冥想的方式是葡萄干练习。你也可以用一块巧克力做这个练习，不过我发现它太让人分心了。开始前先阅读以下指导意见，然后把书放到一边。或是请一位朋友来为你阅读。又或是去我们的网站，在那里听我指导你做这些。

1. 拿一颗葡萄干，一颗就好，把它放在掌心。仔细观察它，就好像你从未见过葡萄干。注意它的颜色、表面反光的方式，掂掂它的重量。花一点时间欣赏它。

2. 接着，用另一只手拿起它，轻轻捏一捏。用手指转动，感觉它的质感。

3. 现在嗅一嗅它。它闻起来像什么？让你想起什么？炎热的夏日？假日里的一杯葡萄酒？年轻和快乐？闭上眼，享受这一刻，闻葡萄干的气味。

4. 现在把它放在你的舌尖上，不过别嚼，也别吞下去。你可以用舌头滚动它，但你必须抵制咬下去的冲动。闭上眼，以便正确地品尝。

5. 最后，咬下去，慢慢地，感受它的味道的释放过程。

6. 等你准备好了，就把它吞下去，但试着停留在这一刻，纯粹地享受葡萄干留下的余味。

当我开始试着冥想时，花了很多时间寻找借口不去做，太忙，太累，太饿，太紧张。后来，想到伊莱恩将在 6 周后等着我，我就坚持下去了。而且我妻子克莱尔也加入进来，这对我很有帮助。即便如此，我在冥想时（最初一天 10 分钟，慢慢增加到 20 分钟），大部分时间里都被平时操心的琐事所干扰，不得不常常靠 APP 里的声音把自己的注意力拉回来。

好消息是，和任何形式的练习一样，它越来越容易了，不过每次我的注意力只能集中几分钟，极少超过这个时间。

除了静坐冥想外，我还试着把正念冥想引入日常生活中。我不再猛灌下一杯咖啡，而是慢慢地喝它，感觉它的温暖，试着关注将它举到我唇边时我脸部的肌肉是怎么活动的，体会那温暖的液体流进我的喉咙里的感觉，等等。

在第 6 周结束时，我觉得我明显冷静多了，失眠也得到了有效的控制。但是我的大脑呢？我回到伊莱恩那里重新测试，结果让我很惊喜。之前我的大脑活动显示我是个消极的悲观主义者，但现在我左右半脑之间的电活动平衡多了，这表明消极的想法和情绪减少了许多。

冥想为什么会有这样的效果？可能是因为它强化了你对思想与情感的控制力。《社会认知与情感神经科学》杂志上发表了一份研究报告[1]，研究者要求 15 名志愿者做 5 组 20 分钟的冥想课程。接着，他们用一种特殊的大脑扫描法——动脉自旋标记磁共振灌注成像——审视志愿者的大脑。在实验前后，志愿者还要填写一份焦虑问卷。

研究者发现，冥想让焦虑程度下降了 39%。他们还发现，它提升了控制担忧的大脑区域的活动水平，尤其是腹正中前额皮质和带状前回。这个研究提出了这样一个理念：冥想能强化我们忽视消极思想与情绪的能力。

[1] 与正念冥想相关的缓解焦虑的神经关联。Zeidan F 等人，《社会认知与情感神经科学》，2014

结论

→ 你也许能看得出来，我对肠道有一点过于痴迷了，尤其是对里面的菌群。与研究者交谈、阅读最新研究进展都是极其让人兴奋的体验。这就好像我们无意中发现了一块全新的领土，上面住满了奇异的生物，它们才刚刚开始揭示自己的奥秘。

→ 和一切新发现一样，有探险家就有开发者。售卖骗人的保健品和无用的益生菌的商贩非常清楚，那里有一块巨大的市场，而他们急切地想从中赚钱。食品厂商一直在向我们宣扬低脂食品的所谓“益处”，现在他们已经上好发条，准备生产各种各样的有益于菌群的食品了。谨慎选择——这就是我的建议。除非你有特别的理由（比如要治疗 IBS 或是中和抗生素），否则购买益生菌只是在浪费时间和金钱。

→ 相反，你要尽可能食用非加工的“真正”食物，探索发酵食品。使用本书的食谱，扩展饮食领域，给你的菌群提供一些有用的东西。好食物让人心情愉悦，并且应该和别人一起分享。别只顾着你的朋友，也要照顾你的“老朋友”。

→ 始终为你的菌群提供适当的养分，这个举动绝对是值得的。如果你关心所有友善的细菌，那它们也会关心你。我确信这是一种探索并理解营养的全新途径，我们正站在它的起点，而它将改变我们应对肥胖、抑郁等一系列疾病的方式。这只是个开始——未来更有希望。

第二部分

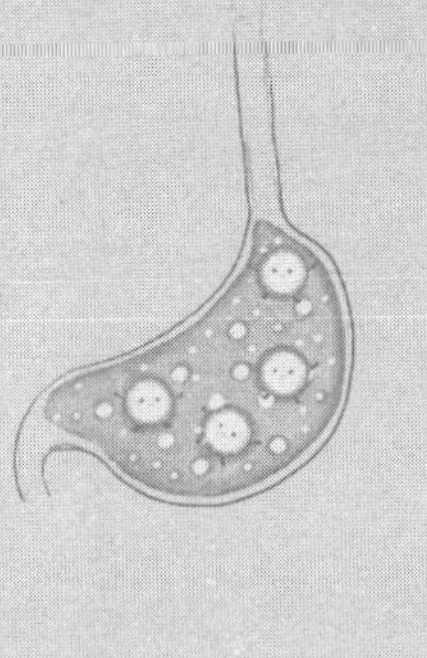

第一章 如何重启你的菌群——两步康复计划

如果你患有轻微的 IBS，或是有腹痛和腹胀的问题，你可能需要重启你的肠道菌群。道理非常简单，如果戒食某一种食物，你的症状便改善或消失，等你重新开始吃它时，症状又重新出现，那这些症状很可能就是饮食引起的。而如果戒除和重新食用某种食物时没有发生任何改变的话，它就不太可能是某种症状的起因。

介绍一个简单的做法，很多人都发现它很有用，具体分为两步：移除 & 修复阶段和再引入阶段。这是为你的肠道准备的“休与修”。理想情况下，你的修复阶段应该为 4 周，不过有些人的情况改善得极其迅速，所以他们只需要 2 周。再引入阶段的时间长度，取决于你再引入特定食物时是否会遇到问题。提示就是：请缓慢地小心地进行。

在你开始前

· 如果你有任何明显的医疗问题，或是非常严重的病症，我建议你先去咨询一下健康专家。先做检查是非常重要的。比如未确诊的腹腔疾病，也许只是轻微的症状，或是完全没有症状，但它仍然可能导致严重的并发症。

还有一种情况可能需要进一步调查或控制，比如炎症性肠病。

在着手改变饮食之前，先排除其他可能存在的重要因素。确保这种方法不会受任何因素的影响，而且很适合你，是很重要的。有专业支持，可能有助于你执行这个计划。

如果你体重不足，怀疑自己对某种食物过敏，有其他明显的医疗问题，又或是虚弱、不舒服，我不建议你开始执行这个计划。

· 每天持续写“食物与症状日记”，至少在开始计划前写一整周，这是为了确认你自身关于饮食和其他因素的相关模式（将 cleverguts.com 上的表格打印一份）。最好在执行计划的整个过程中都坚持写日记，直至你识别出“罪犯”。虽然写日记需要恒心，但它能帮助你厘清逻辑并专注于计划。专业支持也许还能为你提供有用的信息。

提前执行计划。去一个规模较大的超市，确定有什么产品可以代替本地缺失的某种食物。这些食物可能属于“被除去”领域，比如无麸质的面包和燕麦。你通常都能找到天然替代品，比如用米饭或藜麦替代含有麸质的意大利面。

如果你有任何大活动需要参加，或是很快就要休假，那会让整个计划难以维持，这时你就应该推迟开始执行计划的日期。

在计划中应该包含的有益举措

食物方面

· 削减糖、精制淀粉、碳水化合物的摄入量，少吃加工食品和甜食，后者包括甜味软饮。它们对肠道细菌和炎症来说是灾难。

· 我建议你在计划实行期间和之后尽可能减少这些食品的摄入量，以维持肠道健康。

· 戒食反式脂肪酸，尤其是氢化油脂。它主要出现在涂抹酱料以及一些加工食品中，后者包括饼干和酥皮点心。

· 进行间歇性断食——12～14 小时的通宵断食或 5：2 断食（5 天正常进食，2 天低脂式断食）。让你的肠子在不间断的消化过程中歇口气，这能让肠内膜再生，并促使艾克曼菌之类的“好”细菌生长。

总体策略

· 坐下来吃饭，彻底嚼碎食物——尽量让你的用餐过程放松一点。这听起来好像平淡无奇，但彻底嚼碎食物能减少暴食的可能性，因为它让你的肠子有更多时间释放“我饱了”的信号。

· 消除你的紧张状态——平静的姿态能安抚你的肠子，减少皮质醇一类激素的产生，这些激素会搅乱菌群平衡。

· 改善你的睡眠。好好睡觉是很重要的，这意味着不在半夜吃饭，至少每周有 4 个晚上在 22：30 就上床。

· 如果你便秘了，试试柠檬酸镁或三果宝，后者是一种传统的印度草药。你还可以试试皮娅的海藻胶囊，喝足够多的水。

· 打开窗子，出去，在林子里散步。你需要让人生里多一点小虫子。

第一步——移除 & 修复阶段

根据状况的糟糕程度不同，你可能需要至少 4 周时间才能让你的肠道内膜有机会修整康复。常常会引发肠道问题的食物包括麸质、乳制品、蛋、大豆和咖啡。你也许还有自己怀疑的问题食物。

我不建议一次性移除太多食物，因此分阶段进行“休与修”也许会对你有帮助。你可以慢慢移除那些问题不那么大的食物。

在移除 & 修复阶段要尽力避开：

· 麸质和精制谷物——如果你从饭桌上暂时移除了这些食物，那就能给蔬菜留出更多空间，它们能促进肠道生物群的生长。

· 乳制品——尤其是牛奶，因为它含有很多乳糖。酸奶和奶酪在发酵过程中减少了乳糖成分，不过你可能会想要移除所有的乳制品。

· 豆类——它含有植物血凝素，可能造成腹胀（两周后可以重新开始食用。如果你是素食者，就更应该如此，因为它是很好的蛋白质来源）。

- 酒精。
- 纤维质含量高的蔬菜，比如西蓝花、甘蓝茎秆、整粒的豌豆和芸薹属蔬菜，后者包括卷心菜和抱子甘蓝。它们经过慢炖会更容易消化。在最开始减少富含益生元的食物，如洋葱、大蒜和韭菜。所有这些食物都可以在第二阶段重新开始食用。

纳入足够的：

- 非纤维质的植物性食物——你应该以此为目标：餐盘里至少有一半蔬菜、药草和水果。每天至少要吃 7 份蔬菜和水果，主要是蔬菜，让色彩多样化。多样性对肠道健康来说很重要，所以请试着每周吃 20～30 种不同的蔬菜和水果。
- 优质蛋白质——对修复肠道内膜来说是必需的。你应该以每天至少摄入 45～60 克蛋白质为目标。你可以选择的食物源包括鱼类（尤其是油性鱼类）、蛋、鸡、野味、红肉（牧草喂养的）、大豆、坚果、豆腐等。
- 加醋的苦叶沙拉、柑橘类水果或开胃菜——帮助你产生消化液。
- 富含多酚的食品，比如药草、香料、坚果、种子、水果（尤其是浆果）、茶和黑巧克力。
- 植物营养素——存在于各种颜色的非淀粉类蔬菜和水果中，不过请限制热带水果、柠檬和葡萄的摄入量，因为它们含糖量很高。

· 非乳制品脂肪——比如橄榄油、椰子油、牛油果、坚果和种子。

第二步——再引入阶段

一旦你完成了移除 & 修复阶段，并且觉得身体更好了，那你就可以加入新的食物，并引入那些在上一阶段被剔除的食物。

你还可以加入更富含益生元和益生菌的食物，以促进“好”细菌的生长。

一次引入一种食物，至少隔 3 天后再引入另一种，这是为了尽力辨别哪些食物会引发你的症状。

增加益生元

这些食物能给“好”细菌提供养料：

· 洋姜、洋葱、韭菜、大蒜、茴香、芦笋、苹果、菊苣、白菜。

· 豆类——两周后可以将它重新引入。豆类对素食者来说是重要的蛋白来源，但是请慢慢地增量，因为它能引发腹胀和胀气。

增加益生菌

这些食物有助于你的“好”细菌生长：

· 腌蔬菜，包括德国酸菜。
· 活细菌酸奶。
· 克菲尔牛奶酒。
· 奶酪——尤其是发臭的奶酪，比如洛克福羊乳干酪，富含细菌。

重新引入被剔除的食物

这些食物要一次加入一种，每次间隔 3 天。对有嫌疑的食物，吃正常分量就行。如果重新引入之后症状再次出现，并且是在吃了几天之后，那就再次剔除它，留出几天等身体恢复，接着再引入别的食物。

运用“食物与症状日记”，跟踪审视你的身体反应。

· 乳制品——从全脂活细菌酸奶、奶酪和黄油开始，然后再加入牛奶。
· 小麦 / 麸质——从相对低麸质的谷物开始，比如黑麦、斯佩耳特小麦或亚麻仁。酸面包通常更容易消化，因为发酵过程中乳酸有助于中和面粉的植酸。仍然是要过几天，才能再引入小麦。
· 适量酒精——和食物一起摄入。尽可能选择红葡萄酒。

重要考量因素

如果计划完成后症状重新出现，你可以按下重置按钮，重复整个过程。不过，如果你的症状特别严重，不像预料的那样得到解决，那我建议你去咨询相关领域受训过的健康专家，让他们给予更适合你的建议，而且你可能需要进一步检查。

如果你出现以下情况，应该及时去医院：

- 便血和（或）粪便带黏液；
- 有严重且（或）顽固的腹痛；
- 有不可解释或计划外的减重或食欲大减；
- 排便习惯最近有变化；
- 贫血或缺乏重要的维生素或营养物质；
- 持续腹泻且（或）呕吐。

如果你怀疑自己食物过敏，那一定要去医院做检查，因为它可能会致命。幸运的是，食物过敏相对来说不常见，症状通常是在接触或食用了相关物质几分钟内发生的。典型反应包括斑点性红疹，会鼓包、发痒，被称为“荨麻疹”；也许还会呕吐以及（或）出现严重的肠道症状，比如腹泻；呼吸道症状可能是气喘和呼吸困难；嘴唇、舌头和上颌发痒或肿起；突然倒下，不过这非常罕见。

在进食（甚至罕见地在皮肤接触）时，机体对食物原料产生错误的反应，生成某种抗体以排斥这种原料，就会导致食物过敏。这种抗体名为“免疫球蛋白 E（IgE）”，能通过验血来测量。如果你的健康专家帮助鉴定了这种食物源，你就能采取措施避开它。若有需要，请随时备好急救药物。过敏和食物耐受不良是不同的，后者是一种非过敏性的超敏反应，比前者常见得多。在食物耐受不良的状况下，身体反应可能会延迟几小时才发生，而不是几分钟，而且症状更加多变。

如果你发现自己已长时间剔除某种或某一大类食物，我建议你咨询专家，以确保将全面的临床信息考虑在内，并确定你目前的饮食是否健康平衡。

这种方法不适合儿童。

第二章　食谱[1]

一天的开始

标准的早餐已经变成以谷物为中心了，它们以加工麦片和烤面包的形态出现。谷物是一种碳水化合物源，能引起胀气和腹胀。在执行聪明肠道的食谱时，我们建议你坚持食用全谷物，并且从整体上减少对它们的摄入量。

南瓜粥

（2 人份）

要给你的肚子一点温暖的东西，开启新的一天，为什么不试试南瓜粥呢？南瓜富含 β－胡萝卜素——这是一种强大的抗氧化剂，还有

[1]　本章食谱由英国应用营养学协会成员及美国功能医学研究会专业认证医生塔尼娅·博罗夫斯基、全科医生克莱尔·贝利博士提供。

维生素 A——能支持肠道内膜，以及维生素 C 和维生素 E。它还有丰富的纤维，能提升肠道菌群的多样性。

300 克南瓜（或核桃南瓜），煮熟切丁

50 克椰子酱（或 30 克椰子油）

225 毫升全脂椰奶

1 茶匙香草豆糊（或 1 茶匙香草精）

一撮盐

半茶匙肉桂粉

1 把石榴籽或蓝莓做点缀

混合搅拌除水果外的所有原料，直到它们形成光滑的面糊。用平底锅小火加热混合物。你可能会喜欢再多加点椰奶，将它稀释一下。

配着石榴籽或蓝莓，趁它温热时食用。

坚果肉桂燕麦卷

（10 份）

这是麦克尔最喜欢的食物之一。这种美食结合了坚果、亚麻仁和全谷物，能让你饱得更久。它比店里卖的版本含糖量更低，并且比它们美味得多。可以配上一些自制酸奶或克菲尔牛奶酒食用。若想来一点甜味，那就加一片不削皮的梨。

100 克椰子油

100 克蜂蜜（如果你嗜甜，可以多加 20～30 克）

2 茶匙肉桂粉

1 汤匙香草精

1 个蛋白，打散

100 克燕麦片、米片或荞麦片（或是这 3 种混合物）

400 克混合坚果（从核桃、杏仁、榛子、山核桃或腰果中选），剁碎

80 克碾碎的亚麻仁

1 茶匙海盐

将烤炉预热到 100℃。在一个炖锅里小火加热椰子油，放入蜂蜜和肉桂粉，直至蜂蜜熔化。将锅从火上移开，拌入香草精。

将混合物放凉，然后加入蛋白。

在一个大碗里放入燕麦片、米片或麦片（或是这 3 种混合物），还有坚果和亚麻仁，然后将锅里的混合物拌进去，再加上海盐。将混合物分成小份摊放在烤盘上，在烤炉中烤至金色。

这要花 1～1.5 个小时。定时检查，翻面一到两次。为了确保燕麦卷变得很脆，你可以关掉烤炉，把它们留在里面几个小时，甚至一个通宵。

等它们彻底变凉，再放入密封容器里。吃的时候配上活菌有机希腊酸奶和你喜欢的浆果或一片梨。

奶油腰果香蕉早餐锅

（2 人份）

香蕉是一种益生元食物，能促进那些有益健康的肠道细菌生长。

250 克生腰果

1 根中等大小的冷冻香蕉

200 毫升无糖杏仁乳

半茶匙肉桂粉

2 茶匙果仁奶油

1 茶匙香草精

把生腰果放在一个碗里，用水淹没，浸泡一个通宵，或是至少 6 小时，然后沥干，加入其他原料快速搅拌，直至搅成光滑的糊状。把混合物倒进两个盆里，放进冰箱。吃的时候无须加热。

要点：常常用拉锁保鲜袋装一些剥好皮切成片的香蕉，放在冰箱冷冻层里。

鼠尾草锅

（1 人份）

2 汤匙野鼠尾草籽

125 毫升你喜欢的非乳制奶（比如椰奶、榛乳或杏仁乳）

半茶匙香草精

半茶匙肉桂粉

1 汤匙鲜浆果或冻浆果

把除浆果外的所有原料装在一个密封罐（最大容量 300 克）里，搅拌均匀。加入一半浆果，再次拌匀。把罐子封好，放入冰箱，最好放一通宵。若要早点吃，至少放 30 分钟。野鼠尾草籽会吸入液体，鼓胀起来。吃的时候配上剩下的浆果，再加上一些点缀。你可以从下面这些里选：

·1～2 汤匙烤椰片

·1 汤匙碾碎的杏仁或亚麻仁

·1～2 汤匙蓝莓或覆盆子

·1～2 汤匙乳清蛋白粉（一种优质蛋白）

健肠绿色奶昔

（1 人份）

我们不喜欢店里卖的奶昔，因为通常都太甜了，但我们都很喜欢这种自制奶昔。菠菜富含维生素和类黄酮，而且能促进肠道里有益菌的生长，而牛油果富含优质天然脂肪和维生素 E。

2 把有机菠菜叶

220 毫升水

半个牛油果

1 根中等大小的香蕉

1 汤匙芝麻酱

1 汤匙姜末（可选）

1 个柠檬的汁

在搅拌机里将所有原料飞速搅拌至浓稠的奶油状，然后盛出来食用。

猕猴桃鼠尾草奶昔

（1 人份）

也许我们应该称之为“清道夫”。如果你有便秘的倾向，那它肯定能帮助清理肠道。

1 个猕猴桃

1/4 个中等大小牛油果

4 汤匙鼠尾草籽

半个酸橙的汁

220 毫升水

在搅拌机里将所有原料飞速搅拌至光滑，然后盛出来食用。

塔尼娅的治疗肠漏症的奶昔

（1 人份）

这是塔尼娅常常推荐给她的患者的一种奶昔。胶原能提供额外的蛋白质，并且有益于肠漏症病患。2014 年的一项研究表明，摄入胶原蛋白粉还能改善皮肤弹性[1]。

200 毫升无糖椰乳或杏仁乳

1 块冻菠菜或 1 把鲜菠菜叶

50 克冻浆果（如覆盆子或蓝莓）

2 汤匙有机胶原蛋白粉（可选）

1 茶匙肉桂粉

在搅拌机里将所有原料高速搅拌片刻，盛出食用。

坚果乳

（1 杯）

如果你有肠道问题，除了自制酸奶（如果可以耐受）外，乳制品最好都别吃，因为酪蛋白会触发炎症，刺激肠道内膜，而乳糖能引起腹胀和腹泻。你可以买非乳制奶，比如杏仁乳、椰奶或榛乳，又或是

[1] 每日摄入胶原保健品“纯金胶原蛋白饮品（Pure Gold Collagen®）”能减少衰老迹象。Borumand 等人，《老年人临床干预》，2014

按照这个简单的食谱自制。这将是一杯营养丰富、口感润滑的乳品，而且你完全清楚里面有什么。

125 克无盐生腰果

150 毫升过滤水或沸水

1 小撮海盐

半茶匙香草豆糊（或 1/4 茶匙香草精）

将生腰果浸泡一个通宵，或是至少 4 小时，然后沥干，冲洗干净。将它与其他原料放入搅拌机，高速搅匀，直至腰果都粉碎。

为了使质感更光滑，用一片纱布或细筛将它过滤一下，挤出液体，扔掉纱布里的渣。将坚果乳装进密封容器，在冰箱里可放 4 天。喝冷的，或是小火慢热成润滑的热饮再喝。

姜黄拿铁

（2 人份）

姜黄和姜一样，是一种天然抗炎食品。将它与小豆蔻、姜混合，做成一杯温热又美味的饮品。

1 块姜（或半茶匙姜粉）

1 块姜黄（或 1 茶匙姜黄粉）

300 毫升杏仁乳或椰奶（要纸盒装，不要听装）

2 个小豆蔻豆荚的种子

1 茶匙本地蜂蜜

2 茶匙椰子油

1 小撮肉桂粉

如果用的是新鲜的姜和姜黄，请削皮磨成末。在一个小锅里慢火加热杏仁乳或椰奶，然后加入小豆蔻、蜂蜜和椰子油，不停搅拌，使乳汁加热均匀并起泡。将混合物倒入一个杯子，撒上肉桂粉。

自制酸奶

自制酸奶不只比店里卖的酸奶含有更多的益生菌，还更好吃。如果你让制作酸奶变成一种连续的惯例，其实就可以自行生产。

发酵超过 24 小时后，大部分乳糖已经被转化，这意味着有些通常对乳糖不耐受的人也许完全能耐受自制酸奶。自制酸奶最简单的方法是使用酸奶制造机，不过很多人都是用传统方法制作，把它放在温暖的地方，盖上盖儿，放一个通宵。有些人把它放在微波炉里过夜，后者就像个大型保温瓶。

1 升有机全脂奶（或一半全脂奶加一半淡奶油，这样质感会更黏稠）

2 大汤匙优质活细菌有机酸奶或 2 汤匙酸奶发酵剂

1 升容量的保温瓶，或加盖的碗，或酸奶制造机

数字温度计（可选）

1 升容量的玻璃容器

确保你所有的装备和容器都极其干净，并用开水消过毒（或经过洗碗机的热循环）。

如果使用活细菌有机酸奶做发酵剂，那么它的温度在室温左右是最好的。保存酸奶的罐子也最好是室温。

将牛奶倒进一个平底锅里，小火加热，不停搅拌以防烧煳。在开始沸腾之前（沿边开始起泡时），将锅移下热源。让牛奶凉至 30～40° C——牙齿觉得它刚好是温热的（如果使用淡奶油，早一点将它加进去搅拌，这能使它变凉），然后将一满杯牛奶倒进一个碗里，搅入发酵剂。加入剩下的牛奶，再次搅拌，好让它们充分混合。

将混合物倒入酸奶制造机，或是倒入干燥且消过毒的保温瓶或加盖的碗里，让它在厨房台面上静置 24 小时（许多酸奶制造机的静置时间不能超过 15 小时，因此，有必要的话，就在 15 小时后重启静置时间）。温度越高，成形越快（但温度绝对不能超过 46℃）。

将酸奶倒入干净的玻璃容器里，在冰箱里（停止发酵）可储存 5 天。留出 4 汤匙酸奶，以便在 5 天内继续下一轮制作，你可以就这样让生产过程永远继续……

要点：如果你对乳制品敏感，请使用山羊奶或绵羊奶。它们含有一种不同的酪蛋白，你也许可以耐受。

克菲尔牛奶酒

（500 毫升份）

克菲尔牛奶酒是一种令人愉快的发明。它是一种发酵乳饮，有非常美妙的风味，而且很容易做。和酸奶一样，它的发酵过程也会分解乳糖。克菲尔的微生物来自一个复杂的颗粒状生态系统，它有一点像柔软的微型菜花，但实际上是由 40～50 种细菌和酵母菌组成的——它们一起生产了世界上最富益生菌的饮料。

1～2 小袋克菲尔发酵菌粉，或 2～3 汤匙新鲜克菲尔菌粒

1 升有机全脂奶

1 升容量的有盖玻璃容器

遵循自制酸奶食谱里的指示，对你的装备进行消毒。

如果使用菌粉，就用一个壶或一个碗将它和一点点牛奶混合成光滑的糊状，然后把它加入剩余的牛奶里，在一个玻璃容器里搅拌。如果使用克菲尔菌粒，只要把它放在容器底部，加入牛奶，搅拌一会儿就可以了。将搅拌好的牛奶放在一个温暖的地方，静置约 24 小时——理想温度是 22～24℃。克菲尔在较温暖的地方发酵比较快，天气冷的话可能要用 30 个小时。在发酵过程中别搅拌它。

当它轻微凝结时，便制作好了，你可以用茶匙舀一下，会在表面留下一个小凹痕。用一个尼龙细筛或一块纱布将它过滤到一个有盖的玻璃容器里，加盖，放进冰箱冷却。剩下的菌粒还可以再使用，如果

暂时不用，可以用过滤水冲洗它们，冻起来。事实上，如果让制作过程继续下去，留下的菌粒将会多得超出你的需求——送走一些，让它们去创造另一个奇迹！

若想换换味道，你可以加一勺水果碎、几滴香草精或是一个果香茶包。克菲尔牛奶酒配上燕麦卷和水果，吃起来非常美味。

覆盆子鼠尾草果酱

一种可口的低糖果酱，制作起来又快又容易。你还可以把它当甜酱用，搅进全脂酸奶或椰子酸奶里吃。

30～40 克去核椰枣，切成小片（或 1～2 茶匙枫糖浆）

125 克覆盆子（冻的或新鲜的）

2～3 茶匙鼠尾草籽（取决于你的喜好）

在一个小锅里放 2 汤匙水，再放入椰枣，小火加热约 2 分钟，搅成光滑的糊状。加入覆盆子和鼠尾草籽，炖 2～3 分钟。用土豆搅碎器或汤匙背面压碎覆盆子。果酱放在密封容器里，可在冰箱里储存一周。

绿色亚麻仁面包

（900 克面包条，可切 10～12 片）

亚麻仁为面包添加了美味的坚果风味。不仅如此，它还富含 ω-3 和纤维，你的菌群和肠道都会很享受。

80 克杏仁碎

200 克亚麻仁碎

50 克鼠尾草籽

50 克南瓜子

4 个鸡蛋

200 克新鲜菠菜（或解冻的冻菠菜）

50 克椰子油或黄油

1 茶匙小苏打

2 汤匙柠檬汁

50 毫升水

1 茶匙海盐

将烤箱预热至 170℃。在面包锡盆里铺一层羊皮纸，或是涂上椰子油。把所有原料放进一个食物处理机，揉成光滑的面团。将它压入预备好的锡盆，烤 45 分钟，直至彻底烤熟（用叉子能利落地扎透）。这是一种密度相当高的面包。将它放凉，倒出，切成片，用拉锁保鲜袋装好，储存在冰箱里，也可以放在冷冻层。烤一下吃起来非常香。

早餐面包

（900 克面包条，可切 10～12 片）

用碾碎的杏仁、亚麻仁和鸡蛋制作这份高蛋白低谷物的早餐。面包最好是趁热吃或烤着吃，也可以在上面涂一点点果仁奶油。

190 克杏仁碎

2 汤匙椰子粉

40 克亚麻仁碎

1 茶匙海盐

1.5 茶匙发酵粉

5 个鸡蛋

30 克椰子油

1 汤匙枫糖浆

1 汤匙活菌（生）苹果醋

将烤箱预热到 180℃。在面包锡盆里铺一层羊皮纸，或是涂上椰子油。把杏仁碎、椰子粉、亚麻仁碎、鸡蛋、海盐和发酵粉倒进食物处理机，搅拌均匀。接着加入剩下的原料，再次搅打，直至形成光滑的面团。将它烤大约 40 分钟，直到金黄熟透（用叉子能利落地扎透）。放凉，然后把面包倒出来。切片，将它装进拉锁保鲜袋，存在冰箱冷藏或冷冻层中。

午餐、晚餐时间

在用餐之前，为了让你的消化液开始流动，为什么不来一点“餐前饮品”呢？一杯加入一大汤匙活菌（生）苹果醋的气泡水或纯净水。理想情况下，醋里含有“醋母”、成串蛋白质、酶以及友善的细菌，使它显出朦胧的蛛网线条，看起来略显凝结。

或者你可以享用一份沙拉，它是用一把苦味青菜制成的，比如芝麻菜、蒲公英叶子、苦苣或菊苣，再来一点苹果醋酱。这样的沙拉同样也有促酶作用。

荞麦薄饼

（10~12 块中等大小的薄饼）

其实，荞麦和麦子没什么关系，也不含麸质。它是矿物质和抗氧化剂的优质食物源。这些薄饼看上去像是平锅烙饼和扁煎饼的结合体，可以做漂亮的开胃菜或甜点心。

90 克荞麦粉（或另一种全谷物粉）

1 茶匙发酵粉

1 大撮盐

1 个鸡蛋

150 毫升奶（比如椰奶、牛奶、豆奶或杏仁乳）

将荞麦粉倒进一个碗里，加入发酵粉和盐。在中间挖个坑，把鸡蛋打在里面，再添一点点奶。用一把叉子搅打鸡蛋和奶，渐渐混入荞麦粉，并添入更多奶，直至搅成光滑的面糊。静置 20 分钟。

在一个大平底煎锅或扁锅里略刷一点油，中火加热。将 1 中匙（约 8 毫升）面糊倒进锅里摊熟。你可以一次摊 3～4 块，不过请留出空间让它们铺展开来。当表面出现小洞且周边开始凝固时（需要 2～3 分钟），就翻面。

再次翻面，再煎 1～2 分钟，然后出锅。刚出锅时的热薄饼很好吃，或者你也可以用密封容器储存，要吃时再用平底锅稍微热一热。

要点：你可以在薄饼上铺一层全脂奶油干酪或是其他非乳制品，再放上冷醋鱼、熏鲭鱼或熏鲑鱼，挤一点柠檬汁，再撒点黑胡椒粉。

腰果奶酪

你可以在面包上涂一层这种美味的奶酪。

340 克生腰果，浸水，沥干

120 毫升水

4 汤匙营养酵母

2 汤匙柠檬汁

2 瓣大蒜

1 汤匙活菌（生）苹果醋

1 汤匙第戎芥末糊

1 小撮海盐和胡椒

把所有原料倒进搅拌机里，高速搅拌成润滑的稠糊。

要点：你也可以用这种奶酪代替蛋黄酱，涂在切开的白煮蛋、蔬菜沙拉或无麸质饼干上吃。

核桃红椒蘸酱

2 个红辣椒，对半切开，去籽

3 汤匙特级初榨橄榄油

150 克核桃，烤熟

一小把芫荽或欧芹

1 小撮盐和胡椒

将烤炉预热到 200℃。把辣椒放进烤盘，滴上橄榄油，放在烤炉上层烤 30 分钟，然后取出剁碎，和其他原料一起放进搅拌机搅碎。如果你想要它更浓稠，可以加入更多核桃。用它蘸蔬菜吃，比如胡萝卜条、芹菜、西蓝花或小胡瓜，又或是涂在亚麻仁鼠尾草红椒饼干上吃。

绿藻蘸酱

海藻是世界上众多食物中的重要一员，尤其是亚洲，其价值在于富含营养成分——蛋白质、纤维和 ω-3，还有美妙的风味。我们很高兴能找到一些方式，把更多海藻纳入我们的食物体系。

1 个黄椒

1 根中等大小的小胡瓜

400 克听装棉豆（或鹰嘴豆），沥干

1 瓣大蒜，压碎

2 汤匙橄榄油

2 满汤匙罗勒青蒜酱

半包寿司紫菜（约 15 克），切成约 1 厘米的方片

用一个有盖的炒菜锅或大平底锅，大火加热，炙煎黄椒和小胡瓜约 10 分钟，适当翻面。当它们大部分变焦时，关火，盖上盖子约 5 分钟，让它们变软。你也可以用烤架将这些蔬菜烤焦。将变软的小胡瓜和黄椒去蒂、去籽，剥掉焦黑的外皮，切丁。然后倒入食物处理机，再倒入棉豆、大蒜和罗勒青蒜酱。搅拌 1 分钟左右，略略留下一点颗粒感。

将切成方片的紫菜混入蔬菜中，留一小把做点缀，高速搅拌一会儿。将打好的蘸料倒入碗中，把剩下的紫菜撒在表面上，用它蘸蔬菜吃，比如胡萝卜条、小玉米棒、菜花、西蓝花，或涂在亚麻仁鼠尾草

红椒饼干上吃。

舒肠骨头汤

你的消化道内膜可以被各种各样的东西损坏：感染、某些药物或某些蛋白质。它是由一层细胞组成的，如果细胞之间紧密的联结被打破了，你可能就会患上肠漏症或肠通透性增加。食用胶原可能会有所帮助。它存在于肉、软骨、皮肤和骨头里，熬煮骨头能将胶原释放进汤里。

骨头汤在健康与健身人群中非常受欢迎，哪怕是没有肠漏症的人也喜欢喝，因为它含有各种重要的营养物质。对于病患的康复来说，它也是一种理想的食疗辅助。

1只中等大小的有机鸡或1.5千克鸡肉（含骨骼）

1个洋葱，切碎

3根胡萝卜，切碎

2根芹菜梗，切碎

2~3根小胡瓜，切片

2瓣大蒜

2汤匙活菌（生）苹果醋

2汤匙椰子油

2~3片姜

1茶匙姜黄粉

1 个柠檬

海盐和干黑胡椒

将所有原料放进一个大炖锅里，加水，水超过这些原料就行。加热至沸腾，然后将火关小，盖上盖子，慢慢炖煮，最好是炖 6～8 小时，至少也要 2～3 小时。如有需要，可以加水。

把鸡拿出来，放在一个浅盘上放凉。将所有的肉都拆下来——可以用来做鸡肉沙拉。

这份骨头汤可以在冰箱里储存 3～4 天，在冷冻层则可以保存长达 1 个月。也可以当作热饮喝，放几滴柠檬汁，再加一点海盐，汤会变得特别美味。

奶油菜花洋姜羹

（4 人份）

菜花是一种不错的维生素 C 食物源，并且含有能激活解毒酶的化合物。而洋姜富含对肠道有益的菊粉纤维。

2 汤匙橄榄油

1 个洋葱，细细切碎

3 瓣大蒜，随意切碎

半茶匙姜黄粉或 1 茶匙新鲜姜黄末

1 个大菜花，切成小块

150 克洋姜，擦洗，去皮，切片

400 毫升听装全脂椰奶

600 毫升蔬菜高汤

2 茶匙老抽

现磨的黑胡椒粉

1 把新鲜的芫荽叶，切碎

中火加热一个大炖锅，倒油，轻柔翻炒洋葱、大蒜和姜黄 5 分钟。加入菜花和洋姜，翻炒均匀，然后倒入椰奶、高汤和老抽。煮沸后立刻将火关小，慢炖 15 分钟，或是炖到蔬菜都变软。用黑胡椒粉调味。将汤倒入搅拌机搅拌至柔滑，加上芫荽叶调味，配着亚麻仁面包吃。

乐肠鸡汤

（4 人份）

1 个白洋葱，切碎

2 汤匙橄榄油

1 小瓣蒜，切碎

2 个无骨大鸡腿，切块

700 毫升水或舒肠骨头汤

1 块姜，切碎

1 个酸橙的汁

4 根中等大小的胡萝卜，切片

1 个黄椒和 1 个红椒，去籽，切碎

1 个西蓝花，切碎

1 茶匙新鲜百里香，切碎（或半茶匙干百里香）

1 把新鲜的芫荽和 1 把新鲜的欧芹，切碎

少许香葱，切碎

少许盐和胡椒粉

在一口大平底锅里加入橄榄油，轻柔翻炒洋葱、大蒜和鸡肉，直到它们都变成金色。然后加入除百里香、芫荽、欧芹外的剩余原料，小火慢炖 60～90 分钟，或是炖到食物都变软且味道都融合。用盐和胡椒粉调味。

在食用前几分钟加入百里香、芫荽、欧芹调味。

胡萝卜姜黄羹

（4 人份）

姜黄是我们的抗炎之友，它能为这道美味的胡萝卜羹添加颜色和风味。

3 汤匙橄榄油

1 个白洋葱，切碎

2 茶匙姜黄粉或 1 小块新鲜姜黄，磨末

1 块姜，切碎

2 瓣大蒜，切碎

500 克胡萝卜，切成 2 厘米的方块

400 毫升舒肠骨头汤或清肉汤（可买现成的）

1 个酸橙的汁

少许海盐和胡椒粉

将一口大平底锅中火加热，用橄榄油慢炒洋葱，加一小撮海盐炒 5 分钟。加入姜黄、姜和大蒜，煮 1～2 分钟，然后加入胡萝卜，再倒入骨头汤或清肉汤。煮沸，接着把火关小，盖上盖子，炖大约 25 分钟。将汤倒入搅拌机搅拌，直至汤里没有大块物体。加入酸橙汁，如有需要，再添点水。用海盐和胡椒粉调味。

青豌豆羹

（4 人份）

500 克冻青豌豆

2 个熟牛油果

一些新鲜的薄荷叶，切碎

2 根大葱，切碎

1 汤匙老抽或生抽

将青豌豆放入沸水中煮 3～4 分钟，沥干，然后将它和其他原料一起放入搅拌机高速搅碎。调味后即可食用。

经典希腊沙拉

（2人份）

这种经典美味是理想的营养沙拉——里面富含充足的抗氧化剂、纤维和维生素（包括维生素C、维生素A和维生素B_2），它们来自蔬菜；还有钙、蛋白质和脂肪，它们来自奶酪，可以让你感到饱足，并且帮助你吸收维生素；最后是那些重要的可爱的小东西，它们能喂养你的菌群。

半根中等大小的黄瓜，切成薄片

2个天然熟大番茄，或4个中等大小的天然熟番茄，切瓣

半个小青椒，去籽，切成薄片（可选）

1把希腊橄榄

半个小红洋葱，切成薄片

80克优质菲达奶酪

1小枝新鲜牛至叶子，细细切碎（或一大撮干牛至叶）

2~3片薄荷叶，细细切碎

2汤匙特级初榨橄榄油

1汤匙红酒醋

少许细海盐和黑胡椒粉

在一个宽口大碗的沿边摆上黄瓜和番茄，加入切好的青椒（如果你用它的话），然后加入橄榄和红洋葱。把奶酪块铺在上面，再撒上薄

荷叶。慷慨地滴上橄榄油（沙拉应该被油覆盖，但不是被浸没），还有醋。最后加一撮细海盐和现磨的黑胡椒粉。

要点：希腊沙拉通常不是拌着吃的，而是铺在下面吃的，将一整片奶酪放在顶上。

胡萝卜甜菜根沙拉

（4 人份）

甜菜根不仅能为餐点添加美妙的风味和多汁的口感，还是真正配得上“超级食物”之称的食物。它富含硝酸盐，甚至被证明能降低血压。

2 汤匙鲜榨的橙汁

2 茶匙鲜榨的柠檬汁

4~5 汤匙橄榄油

2 汤匙老抽

1/4 茶匙海盐

300 克胡萝卜，擦成末

300 克甜菜根，削皮，擦成末（这个步骤最好戴上塑胶手套）

150 克南瓜子，烤熟

100 克榛子，烤熟（或 125 克羊乳酪——若可以使用乳制品的话）

1 茶匙芫荽籽

把橙汁、柠檬汁、橄榄油、老抽和海盐放在一起搅匀，以做调味。在一个沙拉碗里把胡萝卜和甜菜根拌匀。

将一口小平底锅放在灶上，慢煎南瓜子和榛子，不断地翻面，直至变得金黄。在最后一分钟加入芫荽籽和海盐。等变凉后，将它们撒在沙拉上。如果使用乳制品，把羊乳酪弄碎撒上去。

植物营养素沙拉

这种沙拉能呈现出风味和营养的完美平衡，尤其是那些全都很重要的植物营养素。你的碗里至少有四分之三都将被植物占领，但同时，你也能确保获得充足的脂肪和蛋白质。以下是我们建议你选择的：

·3～4份彩色蔬菜（其中一份可以用水果替代），它们可以是：

1根胡萝卜，切片

半个辣椒（红椒、黄椒），切片

半根小胡瓜，切片

5个圣女果

4根蒸熟的芦笋尖

3～4个洋蓟或棕榈芯

半碗樱桃小萝卜、嫩豌豆或蘑菇

水果（大约半碗）——草莓、不削皮的梨或苹果、木瓜、杧果、葡萄、石榴、蓝莓或覆盆子

·1～2 份以下绿叶菜，任选：

菠菜、混合蔬菜、芝麻菜、羽衣甘蓝、西蓝花、菊苣、菜花、白菜、豆芽、唐莴苣、卷心菜

·1～2 份蛋白质，如：

2 个白煮蛋

肉：鸡肉、火鸡肉（约 80 克）

油性鱼类：金枪鱼、鲑鱼、鲭鱼、沙丁鱼；或白鱼：鳟鱼、鳕鱼（约 100 克）

乳制品：硬质奶酪、哈罗米奶酪、山羊奶酪、菲达乳酪（30～60 克）

植物蛋白：一大把小扁豆、豌豆（如果你患有 IBS 或腹胀，请减少这两种豆子）、坚果、种子、豆腐、印尼卤豆腐、鹰嘴豆泥

·2～3 份促进健康的脂肪，如：

半个小牛油果

6 个橄榄

1～2 汤匙调味料，包括特级初榨橄榄油、芝麻、核桃或菜籽油

烤种子或烤坚果：南瓜子、松仁、葵花子、榛子、腰果

·1～2 份豆类、南瓜或全谷物（可选）：

50 克煮熟的藜麦、糙米、大麦粒或野红米

1 片全谷物面包：小米、斯佩耳特小麦或黑麦（如有需要，可选无麸质品种）

50 克煮熟的豌豆、小扁豆或鹰嘴豆

100 克烤熟的南瓜丁或冬南瓜泥

· 为了增添风味，可以加入：

发酵蔬菜，比如德国酸菜或韩式泡菜

腌制蔬菜，比如酸黄瓜、墨西哥辣椒

海藻：切成条的紫菜、巨藻或红藻片

新鲜药草：芫荽、薄荷、欧芹、罗勒等

※ 获得植物营养素

植物营养素是植物的天然成分，能维持植物的健康，为其抵御疾病和损害。它们的抗氧化与抗炎特性也能为我们提供重要的帮助。食用它们有助于维持肠道菌群平衡，使菌群工作有序。

水果、蔬菜里的植物营养素拥有各种各样的色彩——绿色、黄色、橙色、红色、蓝色、紫色和白色。关键是要摄入不同颜色的水果、蔬菜，尽量做到每天吃两种或两种以上颜色的水果、蔬菜。

植物营养素爆弹午餐盒

（1 人份）

1. 色彩：

半个红卷心菜，切薄片

1 根小胡萝卜，擦成末或切成薄片

半个红椒，去籽切片

4 根罐装洋蓟芯，沥干（在烤架上烤焦味道更好）

2. 绿叶菜：

1 把菠菜叶

4~5 朵西蓝花，蒸熟

3. 蛋白：

2 个水煮蛋，随意切碎

2 汤匙混合种子，烤熟

4. 健康脂肪：

酱汁，如苹果醋酱

半个牛油果

5. 可选豆类、全谷物或南瓜：

100 克南瓜切丁（或冬南瓜泥），滴一点橄榄油烤熟可以添加的风味：

一把新鲜芫荽，切碎。用莫尔登海盐和胡椒来调味

用一个大碗或一个特百惠密封盒，放入冷却的烤南瓜、菠菜、西蓝花、红卷心菜、胡萝卜、红椒和洋蓟芯，拌匀。再加入白煮蛋，在上面撒上种子、牛油果丁和芫荽。做好酱汁。如果要去上班，就把酱汁装在一个旋盖小罐里，这样你就可以在午餐时给沙拉调味。

亚麻仁鼠尾草红椒饼干

（约40块）

这些可口的小饼干配上奶酪很不错，也可以用蘸酱，比如绿藻蘸酱，又或是鹰嘴豆沙。唯一的麻烦是吃了就停不下来。

1个中等大小的红椒

1茶匙橄榄油

200克碾碎的亚麻仁

60克碾碎的杏仁

60克鼠尾草籽

1中匙番茄酱

半个无蜡柠檬的汁和皮

1汤匙老抽（或生抽）

1茶匙清肉汤（或半块有机蔬菜高汤块）

少许椰子油或黄油

将烤炉预热到150℃。给辣椒刷一薄层橄榄油，烤20分钟或烤到变软。将它拿出放凉，对半切开，去籽，切丁。

将剩下的原料放进食物处理机，加50毫升水搅拌（或是把它们放在碗里用手动搅拌器搅拌）。

加入红椒丁，再次搅拌。如果面糊太干，再加半汤匙到1汤匙的水，一次加一点，搅拌均匀。

给烤盘上刷上油，将面糊倒入，摊至大约3毫米厚，不要弄破。在这个步骤中，用两张涂上椰子油或黄油的羊皮纸夹住面糊，比较容易成形。

等面糊冷却成形后，拿掉上层的纸，将面饼放进烤炉，烤20～30分钟。时常查看，一直烤到它变成金黄色（你肯定不会希望它烤得太焦）。

将它从烤炉中拿出来，翻面，再烤20分钟左右，让它变脆。时常查看，防止它变焦。然后把它切成小方块，放凉，用密封容器储存。

要点：如果可以的话，用硅树脂烤垫取代底层的烤纸，因为硅树脂不那么容易粘上。如果你想在吃的时候让小饼干更脆些，只要把它放进120℃的烤炉烤5分钟就可以。

彩虹鹰嘴豆泥

基本豆泥（约 4 人份）

250 克罐装鹰嘴豆，沥干
半个至 1 个柠檬的汁
1 汤匙芝麻酱
1 茶匙海盐
1 瓣大蒜，细细切碎
5 汤匙橄榄油

把所有原料倒进食物处理机里搅拌均匀，或用手动搅拌器搅拌，直至变成润滑的糊状。

现在，让我们加点颜色——

绿色豆泥（约 6 人份）
在基本豆泥里再添一瓣大蒜和 150 克煮熟的豌豆。

紫色豆泥（约 6 人份）
在基本豆泥里再添 2 块去皮切碎的烤甜菜根和一些薄荷叶。

红色豆泥（约 6 人份）

1 个大红椒，对半切开，去籽

1 撮辣椒粉（可选）

把大红椒放在烤架上烤 15 ~ 20 分钟，或是烤到椒皮多处略微变焦，而椒肉变软。随意切碎，将它混入基本豆泥中，也可以加入辣椒粉。

黄色豆泥（约 6 人份）

1 瓣大蒜

2 茶匙姜黄粉

1 汤匙橄榄油或椰子油

1 个小菜花

将烤炉预热到 175℃。摘掉菜花的叶子，切成 2 ~ 3 厘米的片，拌上油和姜黄粉。将它摊在烤盘上，烤 15 ~ 20 分钟，或烤到变软并变成金黄色，不要烤焦。将它和基本豆泥搅拌均匀。

调味汁

（每人用 1～2 汤匙）

在调味汁里尽情地用油，这不仅仅是因为它会让沙拉变得更美味，而且油能促进人体吸收某些营养物质，同时减缓对淀粉类碳水化合物和糖的吸收，让你在更长时间里觉得饱足。

抗炎姜黄酱

4 汤匙特级初榨橄榄油

2 个无蜡柠檬的汁和皮

1/4 个牛油果

1 瓣大蒜，切末

1 块新鲜姜黄擦成末，或 1 茶匙姜黄粉

1 茶匙蜂蜜

用 1 小撮莫尔登海盐调味

将所有原料放入搅拌机里搅拌均匀。如果想让酱汁更稠，可加入更多牛油果。

腰果酱

1 汤匙腰果奶酪

1 汤匙活菌（生）苹果醋

在一个碗里把它们拌匀。

简纯油汁柠檬酱

200 毫升特级初榨橄榄油
50 毫升柠檬汁
半茶匙蜂蜜或枫糖浆
半茶匙辣椒面，或半个红辣椒，切碎（可选）

把所有原料放在一个罐子里摇匀。

柠檬油醋汁

半个柠檬的汁
1 个无蜡柠檬的皮
1 汤匙活菌（生）苹果醋
1 茶匙第戎芥末酱
1 汤匙腌柠檬，细细切碎
1 汤匙特级初榨橄榄油

将除橄榄油外的所有原料放入搅拌机搅拌均匀，慢慢倒入橄榄油，以提升稠度。

绿油醋汁

1 茶匙酸豆，洗净

1 小把新鲜欧芹

1 小把新鲜罗勒

1 小把新鲜薄荷

几根新鲜香葱，切碎

1 瓣大蒜，切碎

1.5 汤匙活菌（生）苹果醋

5 汤匙（75 毫升）特级初榨橄榄油

把所有原料放入搅拌机搅拌均匀。

苹果醋酱

200 毫升特级初榨橄榄油

50 毫升活菌（生）苹果醋

1 汤匙柠檬汁

半茶匙蜂蜜或枫糖浆

1 瓣大蒜，细细切碎

把所有原料放在一个罐子里摇匀。

豆泥酱

2 汤匙鹰嘴豆泥
2~4 汤匙活菌（生）苹果醋
2 汤匙营养酵母
一点酸橙汁
5 汤匙特级初榨橄榄油
盐和黑胡椒粉

把所有原料放在一个罐子里摇匀。

主 菜

亚洲卷心菜凉拌剩鸡肉

（4 人份）

这道色彩鲜艳的菜肴含有大量益肠成分。你可以用做舒肠骨头汤时剩下的鸡肉来做这个。

4 根中等大小的胡萝卜
1 个小白卷心菜

半个小红卷心菜

1个杧果，切丁

2把剩下的熟鸡肉

如果重新做鸡肉：

3块中等大小的鸡胸肉（有皮有骨）

1根中等大小的胡萝卜，横向从中切断

1根中等大小的芹菜芯，横向从中切断

3小根扁叶欧芹

2小根新鲜百里香

2片新鲜香叶

半茶匙黑胡椒粒

1茶匙粗盐

调味汁：

2汤匙老抽

1汤匙蜂蜜

1瓣大蒜

拇指大小的姜，细细切碎

2汤匙米醋

2汤匙香油

2 汤匙橄榄油

1 把芫荽叶

一点酸橙汁

如果重新做鸡肉，可以把鸡胸肉放在一个大小合适的炖锅里，倒水，盖过鸡肉 2 厘米，加入蔬菜和百里香、香叶等。煮沸，将火关小，慢炖 20~25 分钟，将浮沫从水面上撇去。之后将鸡肉从锅中取出，放凉，然后撕成条。可以把汤留下来用在别处。

用蔬菜刮皮器将胡萝卜刮成丝，或是将它放在一个大碗里非常迅速地擦成末。丢掉卷心菜外面的叶片和硬芯，尽可能地将其叶片切碎。往其中加入胡萝卜，再混入放凉的鸡肉和蔬果丁。将调味汁和所有原料放在一个碗里搅拌均匀，然后倒在沙拉上，将一切拌匀。可以加入新鲜芫荽叶和一点酸橙汁。

要点：如果把它当作上班时的午餐，可以把调味汁放在一个旋盖小罐子里，这样就能在午餐时好好享用。

明虾海藻番茄酱配小胡瓜

（4 人份）

欢迎来到海藻的美妙世界。紫菜富含 ω-3 和纤维，容易食用，并且和明虾是绝配。

3 汤匙橄榄油

1 个中等大小的洋葱，细细切碎

2 瓣蒜，切碎

60 克油浸盐渍凤尾鱼，切碎

1 茶匙干百里香（也可以用新鲜的）

800 克罐装碎番茄

300 克冻明虾，解冻

10 克寿司紫菜，切成 1 厘米的方片

4 个小胡瓜，刨丝（如果你没有刨丝器，也可以买切好的胡瓜丝）

往锅里倒 2 汤匙橄榄油，小火慢炒洋葱和大蒜。5～7 分钟后，加入凤尾鱼和百里香，炒匀，让它们和洋葱一起变成糊状。然后加入碎番茄，再慢炖 10 分钟。加入明虾，再煮 5 分钟。

把水烧开，这样当酱汁炖好时你就可以迅速蒸熟小胡瓜（只需要 1～2 分钟，如果水沸了就只需要 1 分钟）。它应该有嚼劲，而不是软塌塌的。把小胡瓜完全沥干，将剩下的橄榄油滴在上面。将切好的紫菜混入酱汁，倒在小胡瓜上。

素食汉堡

（4 人份）

豆类是地中海饮食中的重要部分，比如鹰嘴豆和棉豆。在此，你可以以美味的素食汉堡的形式来享用它们，吸收足够的养分。

1 个洋葱，细细切碎

2 汤匙橄榄油

2 根胡萝卜，擦成末

1 茶匙芫荽粉

1 茶匙咖喱粉

1 茶匙孜然籽

400 克罐装鹰嘴豆或棉豆，沥干

1 个鸡蛋，打散（或 3 汤匙椰奶）

1 把新鲜芫荽，切碎

1 个酸橙的汁和皮

1 满汤匙混合种子（比如葵花子、芝麻和南瓜子）

全谷物无麸质面粉（如荞麦粉），用以扑粉

少许盐和胡椒粉

在锅里倒入 1 汤匙橄榄油，慢炒洋葱和胡萝卜 5 ~ 7 分钟，然后拌入芫荽粉、咖喱粉和孜然籽，小火煮几分钟。用食物处理机或手动搅拌器迅速将洋葱混合物、鹰嘴豆（或棉豆）、鸡蛋（或椰奶）搅拌均匀，不过还要留下一些颗粒感。

将新鲜芫荽、酸橙汁、酸橙皮末和种子加进去，混匀。用盐和胡椒粉调味。把它做成 8 个一样大的小饼。用面粉扑手，避免小饼粘在手上。如果有时间，可以把小饼放在冰箱里冷藏大约 20 分钟，让它们变硬些。

准备食用时，在一口平底锅里倒入橄榄油，加热，将小饼放进去，用小火煎 10～12 分钟，时而翻面，直到变成金黄色。

可以用混合蔬菜叶、芫荽、黄瓜片和牛油果制成一大份沙拉，加上柠檬油醋汁，配这些小饼非常美味。

三文鱼番茄汉堡

（4 人份）

6 个圣女果或 1 个自然熟的大番茄

半个红辣椒，去籽，切碎

4 厘米姜，切碎

1 小把新鲜芫荽

2 茶匙酸豆，洗净

1 个无蜡柠檬的汁和皮

4 块有机三文鱼片，去皮

2 汤匙全谷物无麸质面粉（比如荞麦粉），用以扑粉

2 汤匙橄榄油

将番茄、红辣椒、姜、芫荽、酸豆、柠檬皮和一半的柠檬汁混合，用手动搅拌器或食物处理机以最低挡略微搅拌，好留下一些颗粒质感。

将三文鱼切丁，拌入上述混合物里，再次搅拌，但时间要非常简短，好让三文鱼仍呈片状，而不是泥状。往其中加入 1 汤匙面粉混匀，做成 8 个小饼，用面粉扑手，避免小饼粘在手上。将小饼放进盘子里，用保鲜膜盖住，放进冰箱冷藏 20 分钟，好让它们变硬些。

在一口大平底锅里倒入橄榄油加热，将小饼的两面都煎成褐色，然后关火，让它们留在锅里再烘 8～10 分钟，或是直到彻底煎透。

你可以搭配大份沙拉或青菜吃，再配上两勺煮好的藜麦。

克什米尔咖喱鸡

（4 人份）

比起浅色鸡胸肉，深色的鸡腿肉含有更多维生素 A 和维生素 D（它们对你的肠道健康和免疫功能来说很重要）。

1 汤匙椰子油

450 克去皮无骨鸡腿肉

1 个大洋葱，切片

2 瓣大蒜，细细切碎

1 个青辣椒，切薄片

2 厘米姜，去皮擦成末

1 茶匙芫荽粉，或 6～7 个芫荽籽荚

1 茶匙小豆蔻

1 茶匙姜黄粉

100 克杏仁片

100 毫升鸡汤或清肉汤

250 毫升全脂希腊酸奶

1 小把新鲜芫荽，切碎

少许盐和胡椒粉

在一个大炖锅里倒油加热，把鸡肉炒到上色。将鸡肉盛出，放在一边。将洋葱、大蒜、青辣椒和姜放入锅中，炒 5～7 分钟，或是炒到变软。加入香料，再炒 5 分钟，加入杏仁片和鸡肉。倒入高汤和酸奶，充分搅拌。用盐和胡椒粉调味。

盖上锅盖，小火慢炖 40 分钟，偶尔翻搅。如有需要，就再添些水。也可以选择将烤炉预热到 150℃，将咖喱鸡肉放在砂锅里，将砂锅放入烤炉中烤熟。食用前撒点芫荽。

这份咖喱鸡很适合搭配印度香糙米、菜花“饭”和蒸青菜。

果阿海藻咖喱鱼

（4 人份）

这道美味的咖喱鱼富含有益健康的营养物质，尤其是里面还有海藻。鱼肉富含硒、碘和胆碱，而姜黄、大蒜和姜都以其抗菌性能闻名——印度人在数世纪里都食用它们，以减少肠道感染的风险。

2 汤匙椰子油

1 茶匙芥菜籽

2 茶匙芫荽粉

1 茶匙孜然粉

半茶匙姜黄

半茶匙葛拉姆马萨拉香料

1个中等大小的洋葱，随意切碎

2厘米姜，随意切碎

6瓣大蒜，随意切碎

1个不太辣的中等大小的红辣椒，去籽切碎

1汤匙活菌（生）苹果醋

400毫升听装全脂椰奶

1个大番茄，切薄片

500克白色硬质鱼肉（比如真鳕、狭鳕鱼、黑线鳕或狗鳕），切成大块

1把新鲜芫荽

8~10克寿司紫菜

素食者可选：

250克冬南瓜，切大块，煮熟

250克罐装鹰嘴豆，沥干

在一个大炖锅里倒入椰子油加热，将香料翻炒1~2分钟。将洋葱、姜、大蒜、红辣椒和苹果醋混合，调成糊状。把醋糊加入锅里，和香料一起煮2分钟，等油分离开来时，加入椰奶和番茄，煮沸。

加入鱼，小火慢炖，直至煮透（10~12分钟）。如果你是素食者，可以倒入冬南瓜和鹰嘴豆，小火煮几分钟。把寿司紫菜切成3厘米的

条，再把条切成半厘米宽的小片，倒入汤里。

若想让菜肴更有海藻味，可以再加入2～3厘米的紫菜条。注意调味，紫菜本身已经够咸了。

最后，加入新鲜芫荽，留几片叶子做点缀。

可搭配菜花“饭”或两大勺印度香糙米食用，也可以再来点绿色蔬菜。

炸鸡丁

（4人份）

如果我告诉你，这些炸鸡丁尝起来一点也不像外卖里那些难吃的小面团，你应该会很高兴吧。比起浅色鸡胸肉，深色的鸡腿肉更多汁美味，含有更多营养物质。

4个鸡腿，去骨，切丁

1茶匙干牛至叶

1茶匙大蒜末

1茶匙洋葱末

半茶匙海盐

100克杏仁粉

1个鸡蛋，打散

2汤匙橄榄油（或椰子油）

把鸡肉切成 2 厘米宽的丁。把除了油和蛋以外的其他原料放进一个大碗里，拌匀。把鸡丁浸上蛋液，均匀裹上香料粉。

在一个大平底锅里倒入油加热，煎炸鸡丁，时不时翻面，直到变得金黄并炸透。吃的时候配上一些自制鹰嘴豆泥、牛油果片和一大份绿色沙拉。

哈里萨甜菜根三文鱼

（2 人份）

甜菜根和三文鱼搭在一起十分美味。你可以在大多数大超市里找到中东混合香料 za' atar 和哈里萨辣酱。

2 块有机三文鱼片

1 汤匙 za' atar

200～250 克甜菜根

2 个中等大小的甜土豆

1 个球茎茴香

1 茶匙孜然粉

4 汤匙橄榄油

1 根胡萝卜

1 个酸橙的汁

2 汤匙哈里萨辣酱

1 汤匙杏仁片或杏仁碎，烤熟

少许胡椒粉

将烤炉预热至170℃。在三文鱼上抹上za'atar、一小撮盐和一点胡椒粉，放在一边。

甜菜根去皮，对半切开，如果很大就切成4块，然后切成半厘米厚的片。甜土豆去皮，切成4块，再切成2厘米厚的小块。球茎茴香削皮洗干净，切成4份，放进一个中号或大号的烤盆里，再放入甜菜根和甜土豆。往上面撒点孜然粉，用盐和胡椒调味，再往面上滴一汤匙橄榄油。将烤盆放到烤炉中烤大约25分钟，或是烤到蔬菜变软，中间翻一到两次。

在一个碗里把胡萝卜擦成末，混入一半酸橙汁。把2汤匙橄榄油、哈里萨辣酱、剩下的酸橙汁和一小撮盐放入另一个碗里混匀。等蔬菜做好，将它移出烤炉，把混好的酱汁倒上去，加入胡萝卜末，全部拌匀。用中火加热一口煎锅，用剩下的油煎鱼片，鱼皮朝下煎3分钟。然后翻面，将另外一面再煎1分钟。

把鱼放在烤好的蔬菜上面，撒上杏仁食用。

欧芹酱鲭鱼或鳕鱼

（2人份）

对于这份能量四溢的酱汁来说，油性鲭鱼是完美的衬托，而且它也是麦克尔最喜欢的一道菜。另外，它还富含ω-3、维生素B_{12}和维生素D。

2 块鲭鱼或鳕鱼

绿油醋汁

将烤炉预热至 180℃。在烤盘上垫一张防油纸，放上鱼块，将一大汤匙油醋汁涂在上面，烤 20 分钟。

配上更多油醋汁、一些烤蔬菜和应季绿叶菜食用。

火鸡汉堡

（4 人份，每人 2 个）

火鸡肉富含大量蛋白质，它能让你在更久的时间里觉得饱足。冻菠菜和新鲜菠菜一样有营养。

1 个洋葱，切碎

2 瓣大蒜，压碎

2 茶匙干牛至叶

8 片大罗勒叶

3 把嫩菠菜（或 2 块冻菠菜，解冻）

1 个柠檬的皮

半茶匙海盐

现磨的黑胡椒粉

3 汤匙特级初榨橄榄油

400 克火鸡肉馅

将洋葱、大蒜、罗勒叶、菠菜、柠檬皮、海盐和黑胡椒粉倒进食物处理机，加 1 汤匙橄榄油，高速搅拌均匀。时间要短，以便留下点颗粒感。将混合物倒入一个大碗，加入火鸡肉混匀，可以用手，也可以用橡胶刮刀。将混合物做成 8 个小饼，放进冰箱冷藏至少 20 分钟，让它们变硬些。中高火加热一个烤架或一个平底煎锅，用剩下的油把小饼烤或煎成褐色——每面大约需要 5 分钟。吃的时候配上一大份沙拉、一些鹰嘴豆泥和煎小胡瓜。

菜炖牛肉

（4 人份）

和所有红肉一样，牛肉里含有丰富的铁。许多人都长期缺铁，尤其是女性，所以应该多吃牛肉。牛肉富含大量蛋白质，还含有 8 种必需氨基酸。可能的话，请买用牧草喂养的优质牛肉。

4 汤匙橄榄油

1 个大白洋葱，切碎

2 根大胡萝卜，切成小条

1 个大青椒，去籽，切片

3 瓣大蒜，压碎

500 克适合炖煮的牛排

1 汤匙辣椒粉

3 汤匙番茄酱

3 片香叶

400 毫升舒肠骨头汤或有机牛肉汤

400 克罐装碎番茄

1 汤匙活菌（生）苹果醋

将烤炉预热至 160℃。在一个盖子可以盖紧的大砂锅里倒入 2 汤匙油加热，慢煎洋葱 5～7 分钟，加入胡萝卜、青椒、大蒜，再煎几分钟。

在一口平底锅里放入 2 汤匙油，大火加热，放入牛肉，把肉的每一面都煎成褐色，调味，然后放入砂锅里，再放入辣椒粉、番茄酱和香叶。将骨头汤或牛肉汤倒入砂锅里，再加入碎番茄和醋。大火将汤烧开，盖上盖，关掉火，将砂锅放到烤炉中层，烤 2.5～3 小时，时不时拿出来搅拌一下。如果汤汁干了，就再加些水。

煮好就可以吃了，你还可以配上全脂有机希腊酸奶或非乳制品的替代物，或是配一大份绿色蔬菜和一份重新加热过的嫩土豆（因为重新加热能让它含有一些抗性淀粉）。

加勒比椰子蔬菜咖喱

（6 人份）

这道蔬菜咖喱色彩丰富，让人有饱足感，并且味道酸爽。它看起来需要很多原料，但做起来很容易，你只需要用到烤炉。另外，加入一些黑胡椒能明显提升姜黄的益处。

4 汤匙椰子油

1 个大洋葱，切片

芫荽粉、孜然粉、姜黄粉各 1 茶匙

半茶匙肉桂粉或 1 根肉桂

2 瓣大蒜，切碎

4～5 厘米姜，细细切碎

1 个辣椒，去籽，细细切碎

400 毫升听装全脂椰奶

150 毫升蔬菜汤

2 个酸橙，1 个挤汁，1 个切瓣

4～5 个大的去核枣，切碎（或 2 茶匙枫糖浆）

400 克冬南瓜，切成 2～3 厘米的片

2 个红辣椒，去籽，切丝

400 克罐装黑豆，洗净沥干（可选）

250 克圣女果

200 克羽衣甘蓝，切碎，去掉厚茎

1 小把新鲜芫荽，切碎

120 克腰果

少许盐和黑胡椒粉

将烤炉预热至 180℃。在一口盖子可以盖紧的大砂锅里倒入椰子油加热，中火煎炒洋葱 5～7 分钟，或煎炒至变成金黄色。然后加入芫荽粉、孜然粉、姜黄粉和肉桂粉，再放入大蒜、姜和辣椒，煎炒 2～3

分钟。接着倒入椰奶、蔬菜汤和酸橙汁，加上枣、冬南瓜、红辣椒、黑豆和圣女果。盖上砂锅，放入烤炉。

烤 20～25 分钟后，把砂锅端出来，加入羽衣甘蓝。重新将砂锅放回烤炉，再烤几分钟，直至羽衣甘蓝煮熟。用盐和黑胡椒粉调味。搅入一些芫荽，然后把剩下的撒在汤面上，再撒上腰果，配酸橙瓣食用。

要点：要为咖喱增添风味，可使用整粒的香料种子，在烹饪前用杵和钵捣碎。若想便利些，可以买切好丁的冬南瓜。如果你禁食豆类，就别加豆子。

羊羔肉甜土豆汤

（5~6 人份）

羊羔肉是一种多汁的、户外养殖的肉类，炖汤非常棒。小火慢煮的食物比较容易消化。

800 克适合炖煮的羊羔肉，切块

肉桂、肉豆蔻、丁香粉和姜各半茶匙（或是 2 茶匙混合香料）

3 汤匙橄榄油

2 个大的红洋葱，切片

4 片薄培根，切条

3 片香叶

500 毫升舒肠骨头汤或是有机牛肉汤

6 根芹菜梗，切成 1～2 厘米的小段

4 个中等大小的甜土豆，切块

将烤炉预热至 160℃。把羊羔肉放进一个碗里，加入香料和一些调味品拌匀。让它腌制一整晚，或是至少两小时。

往一口盖子能盖紧的大砂锅里倒入橄榄油加热，小火煎洋葱 5 ~ 7 分钟，或是煎到变成金黄色。取一口深底的不粘锅，大火煎制羊肉，然后连汁倒进大砂锅里。

加入培根、香叶、骨头汤或肉汤，煮到微沸，将砂锅放入烤炉烤 2 ~ 3 小时。时不时检查，如果汤汁快变干了，就加些水。

在烤制时间过去一半时，加入芹菜和甜土豆。吃的时候搭配煮熟的藜麦和一份促酶绿色沙拉。

奶油腰果蘑菇

（2 人份）

蘑菇是一种被低估了的食材，其实它含有大量纤维，富含 B 族维生素、硒和铜，并且热量非常低。将它放在太阳底下晒一两个小时，能明显提升它的维生素 D 含量。

1 汤匙椰奶或黄油

1 个大洋葱，切丁

1 大瓣蒜，压碎

250 克栗蘑或不同菇类的混合物，切片

辣椒碎、干百里香、红胡椒粉、红辣椒粉各半茶匙

30～40 克腰果

半块蘑菇高汤块（或 1 块蔬菜高汤块）

160 毫升听装椰子奶油

半个柠檬的汁

1 小把新鲜欧芹，切碎

少许盐和黑胡椒粉

取一口中等大小的平底锅，倒入黄油加热，慢煎洋葱 5～7 分钟，然后加入大蒜、菇、辣椒碎、百里香、红胡椒粉和红辣椒粉。

加入腰果，中火再炒几分钟。将高汤块敲碎放入，然后搅入椰子奶油和柠檬汁。用盐和黑胡椒粉调味。小火炖煮两分钟，直至一切都融合。

搭配切片的小胡瓜食用。如果很饿，也可以加 1～2 汤匙煮好的印度香糙米。理想情况下，米饭应该煮熟，放凉后静置 12 小时，然后重新加热，以提高抗性淀粉含量。

彩虹烤杂烩

（4 人份）

这种彩虹色的杂烩满溢着各种各样的植物营养素。

4 个甜菜根

4 个甜土豆

3 个红洋葱

2 根小胡瓜

1 个球茎茴香

1 个小南瓜（或半个冬南瓜），切成 4 半

2 个黄椒

250 毫升番茄酱（见下方）

1 茶匙莫尔登海盐

现磨黑胡椒粉

2 汤匙橄榄油

制作番茄酱：

2 汤匙橄榄油

1 个中等大小的洋葱，切片

2 瓣蒜，切碎

1 小把新鲜罗勒，只取叶子，切碎

1 汤匙新鲜牛至叶，切碎（或 1 茶匙干牛至叶）

6 个中等大小的新鲜番茄，切碎

400 克罐装有机碎番茄

1 汤匙香醋

盐和胡椒粉

做番茄酱时，取一口炖锅，中火加热，倒入油，慢煎洋葱 6 ~ 7 分

钟，直至变软呈金黄色。加入大蒜、罗勒叶和牛至叶，翻炒，再加入新鲜的番茄、罐装番茄和醋。用一撮盐和胡椒粉给酱汁调味，小火炖煮 15～20 分钟。迅速地搅拌一会儿，将它放到一边（放在冰箱里可以保存 5 天左右）。

将烤炉预热至 190℃。取一个大烤盘，用自制的番茄酱慷慨地涂满盘底（这份食谱里你只需用到一半番茄酱）。将所有蔬菜切成 1 厘米厚的片，除了小胡瓜和黄椒，它们需要切得更厚些，差不多是 2 厘米。从盘子最外沿开始，按颜色摆放蔬菜：甜菜根片，接着是甜土豆和小胡瓜，直到摆满整个盘子。加上盐和胡椒粉调味，在面上滴上橄榄油，放入烤炉，烤 30～40 分钟。

它很适合搭配蒸羽衣甘蓝或大份绿叶沙拉和牛油果，可用绿油醋汁调味。

菜花“饭”

（2 人份）

这是米饭的低卡替代品，但营养要比米饭多得多。要给饮食里增添更多的菜花，这是一种很不错的方式。

半个菜花

30 克松仁

半茶匙海盐

黑胡椒粉

半个柠檬的汁

2 茶匙芝麻酱

半茶匙孜然

半茶匙姜黄粉

半汤匙橄榄油

将烤炉预热至 200℃。你可以把菜花擦成末，或是切成小朵，放进食物处理机里搅打，直至它看起来像谷物一样小。把菜花倒进碗里，加入其余原料拌匀，然后将它均匀地平铺在一个烤盘上。将它放进烤炉里烤 10～12 分钟，中间翻动一下，这样可以让“饭”变干，质感更蓬松。

紫色德国酸菜

（可装满一个 500 毫升的罐子）

德国酸菜是一种比较容易做的发酵食品，并且富含益生菌。

200 克甜菜根，擦成末（如果你不喜欢甜菜根，也可以使用胡萝卜）

300 克红卷心菜，切成小片

半个小苹果，去皮，去核，切成小丁

半茶匙茴香籽

1 茶匙芫荽籽

2 茶匙海盐

戴上橡胶手套，免得把手染成红色。把甜菜根或胡萝卜放进一个很大的碗里，加入红卷心菜和苹果。加入种子和盐，用手将它们和蔬菜揉匀，直至渗出水分。接着用手将蔬菜用力捏碎，也可以用一个又硬又钝的东西，比如杵或擀面杖的一端捣碎。

将混合物放进一个消毒过的 500 毫升密封玻璃罐里，在顶部留出 2 厘米的空隙，以便可以嗞嗞地吐泡泡——请记住，它是活的！

你得把蔬菜用力往下压紧，好让它完全浸泡在汁里。可以在上面放一个重物（用开水煮过的卵石不错，或是用卷心菜的茎），让它保持紧实状态。

在室温下放置 3 周，如果想早点吃，至少也要放 3 天。发酵时间越长，它就越酸，味道也越独特。

常常检查并品尝它。前 2～3 天，每天都打开罐子，释放掉二氧化碳。记得检查，让蔬菜完全浸泡在汁里。之后也要时时检查，如有必要，将菜往下压。如果你发现它干了，将半茶匙盐放到 100 毫升过滤水里，混合均匀，再把盐水倒入罐子里。

如果你的泡菜表面出现泡沫，不必担心，你可以把它撇掉。等到准备吃它时，从顶上拿掉变色的蔬菜，吃下面的酸菜。把它放在冰箱里可以保存几个月。

要点：使用过滤水这一点很重要，因为水中的大多数氯都被除掉了——氯会杀死发酵所需的细菌。

点 心

巧克力茄子布朗尼

（12 个小方块）

它的名字听起来很奇怪，但是茄子和富含类黄酮的黑色巧克力搭配起来真是棒极了，很美味。

1 个中等大小的茄子（200 克），去皮，切丁

150 克黑巧克力（可可固体含量最少要有 70%），掰成碎片

60 克椰子油

60 克去核软枣，切丁

半茶匙盐

3 个鸡蛋，打散

1 茶匙发酵粉

80 克杏仁粉

将烤炉预热至 170℃。将茄子蒸 15 分钟，直至变软（或是使用微波炉，但时间要短些）。把它放在一个中等大小的搅拌钵里，加入巧克力和椰子油。热的茄子会融化掉巧克力。加入枣丁和盐。用手动搅拌器或食物处理机搅打混合物，直至变得光滑。将混合物放凉后，加入鸡蛋和发酵粉。搅打 1 分钟左右后，混入杏仁粉。在一个中等大小的烤盘上铺好防油纸，将混合物倒在上面，在烤炉里烤大约 20 分钟。如

果用刀子切，刀上并不会留下什么，那就是烤好了。

吃的时候搭配覆盆子鼠尾草酱或活菌有机希腊酸奶。

要点：若想做纸杯蛋糕，可以使用有 12 洞的纸杯蛋糕烤盘，放上纸筒，将混合物倒入其中，烤 15～20 分钟，即可食用。

速烤苹果片

（2 人份）

它应该是你首选的营养点心，制作起来很快，只需要几分钟时间来准备——你开始吃饭前把它放进烤炉，20 分钟后就搞定了。

1 汤匙椰子油，另外备一些用来涂抹苹果片

3 个大的甜苹果

1 满茶匙肉桂粉

2 汤匙开心果

将烤炉预热至 170℃。在烤盆底部涂上薄薄一层椰子油。将苹果去核，不用去皮，切成 4 块，然后把每一块切成 2～3 瓣。将苹果瓣稍微重叠着放在烤盘里，给上面滴上椰子油，再撒上肉桂粉。

把苹果放进烤炉里烤 10 分钟，然后把开心果撒在上面，再烤 5～10 分钟，边沿变成褐色时，就可以吃了。就这样吃，或是配上一大勺全脂活菌有机希腊酸奶。

阶段 1——移除&修复饮食规划

这个阶段禁食麸质和乳制品，谷物和豆类（除了鹰嘴豆泥）也应尽量少吃，但每天尽可能地吃两大份水果。植物应该处于中心地位——想想多样性和色彩。在两餐之间禁食点心，尽可能夜里断食满12个小时。

	早饭	午饭	晚饭
周一	2个鸡蛋炒嫩菠菜或番茄，配1片涂了椰子油的绿色亚麻仁面包	促酶绿色沙拉，主菜是胡萝卜姜黄羹、亚麻仁鼠尾草红椒饼干配彩虹鹰嘴豆泥	火鸡汉堡配甜土豆块、绿叶沙拉和抗炎姜黄酱
周二	治疗肠漏症的奶昔	剩的火鸡汉堡配胡萝卜甜菜根沙拉	奶油腰果蘑菇，配蒸西蓝花和羽衣甘蓝，加上辣椒碎
周三	坚果肉桂燕麦卷，配坚果乳*和1把浆果	促酶绿色沙拉，主菜是乐肠鸡汤	三文鱼番茄汉堡，配西蓝花和豆泥酱
周四	南瓜粥和1把蓝莓	植物营养素沙拉，配亚麻仁鼠尾草红椒饼干	克什米尔咖喱鸡，配菜花“饭”
周五	2片早餐面包配彩虹鹰嘴豆泥、熏鲑鱼和辣椒碎	促酶绿色沙拉，主菜是明虾海藻番茄酱配小胡瓜	彩虹烤杂烩，配绿叶沙拉和柠檬油醋汁
周六	鼠尾草锅，配1汤匙蓝莓和1汤匙杏仁糊	促酶绿色沙拉，主菜是剩下的彩虹烤杂烩，配彩虹鹰嘴豆泥和1片绿色亚麻仁面包	欧芹酱鳕鱼，配蒸熟的青豆和小嫩土豆

续表

	早饭	午饭	晚饭
周日	健肠绿色奶昔配 1 片早餐面包和 1 汤匙杏仁，或 1 汤匙腰果酱	植物营养素沙拉，配亚麻仁鼠尾草红椒饼干	促酶绿色沙拉，主菜是菜炖牛肉和轻煎青菜或羽衣甘蓝

* 坚果乳，可以照食谱自制，或在店里购买椰奶（盒装而非听装）、杏仁乳或榛乳。

阶段 2——再引入饮食规划

摄入含有更多益生元的植物：芦笋、香蕉、洋姜、韭菜、洋葱、白菜和豆类。加入益生菌食物，其中包括发酵食品：德国酸菜、酸奶和克菲尔牛奶酒。加入更多谷物，但依然要尽可能戒食小麦——可以试试黑麦、斯佩耳特小麦或不错的发酵酸面包。

	早饭	午饭	晚饭
周一	鼠尾草锅，配 1 汤匙覆盆子和 1 小杯克菲尔牛奶酒	经典希腊沙拉、亚麻仁鼠尾草红椒饼干	烤鸡和各种烤蔬菜，速烤苹果片
周二	坚果肉桂燕麦卷，配自制酸奶和 1 把蓝莓	亚洲卷心菜凉拌剩鸡肉（用前一晚的烤鸡肉）	哈里萨甜菜根三文鱼，配蒸芦笋和西蓝花，滴上橄榄油
周三	2 个水煮蛋或炒蛋、1 把洗净的菠菜叶和 6 个圣女果、1 片烤黑麦面包涂上黄油	促酶沙拉，主菜是奶油菜花洋姜羹，配烤绿色亚麻仁面包、半个牛油果，滴上橄榄油	火鸡汉堡配彩色沙拉、柠檬油醋汁和 1 汤匙紫色德国酸菜

续表

	早饭	午饭	晚饭
周四	奶油腰果香蕉早餐锅、1片早餐面包配覆盆子鼠尾草酱	植物营养素午餐盒，配一些紫色德国酸菜	果阿海藻咖喱鱼、印度香糙米饭
周五	猕猴桃鼠尾草奶昔、1片早餐面包配坚果乳和1把蓝莓	促酶沙拉，主菜是2片烤绿色亚麻仁面包，配罐装沙丁鱼、番茄和水芹菜	素食汉堡，配甜土豆块、3～4种颜色的沙拉，加抗炎姜黄酱
周六	自制酸奶，加2大汤匙亚麻仁粉、1大汤匙蓝莓和半根香蕉	促酶沙拉，主菜是剩下的素食汉堡，配杂菜沙拉*和彩虹鹰嘴豆泥	炸鸡丁，配核桃红椒蘸酱、糙米饭、胡萝卜甜菜根沙拉
周日	2个水煮蛋，加4～6根蒸熟的芦笋尖、一片烤绿色亚麻仁面包或酸面包	植物营养素沙拉	羊羔肉甜土豆汤，配蒸绿叶菜或羽衣甘蓝

*杂菜沙拉，即切成小条的黄瓜、辣椒、胡萝卜、芦笋、小胡瓜、小叶莴苣、小萝卜、蒸熟的西蓝花或菜花的小花。

第三章　使肠子更聪明的食物 & 症状日记

餐点	时间	食物 & 饮料——内容 & 数量
早餐		
点心		
午餐		
点心		
晚餐		
点心		

日期：____________

症状（比如腹胀、腹痛、腹泻、呕吐、恶心、脑雾、过敏、头痛）	症状发生的时间及时长	其他因素（包括压力、失眠、运动、疾病、药物治疗）

富含抗性淀粉的食物

抗性淀粉是一种拒绝在你小肠中分解的淀粉形态。它不会使你的血糖激增，作用方式更像是纤维，能在大部分无损的情况下抵达结肠。对于肠道中的“好”细菌来说，它是一种有价值的营养来源。富含抗性淀粉的食物有助于减少肠道炎症，并减少 2 型糖尿病和肥胖发生的风险。

尽管它的作用方式很像纤维，但这两种物质并不会总是出现在同一种食物中。全麸型的早餐麦片含有相当多的纤维，但不含有任何抗性淀粉。

警告：如果你现在的饮食习惯属于典型的西方饮食，纤维含量很少，那你不应该突然用大量抗性淀粉袭击你的肠道，否则你可能会腹胀且放屁。所以，将节奏放慢一些。你最多可以承受每天 35 克的抗性淀粉摄入量。我们所列的菜单里的食物都只含有适量的抗性淀粉。

后文有一个抗性淀粉含量从高到低的食物清单，单位是每 100 克食物中所含的抗性淀粉克数。你可以从中看到，生香蕉和熟香蕉的抗性淀粉含量相差很大。

你还会注意到抗性淀粉有非常让人困惑的性质：有些食物煮过放凉后含有更多的抗性淀粉，有些则相反。比如说，土豆和米饭煮过放凉后，抗性淀粉的含量能超过原来的两倍。但是，生燕麦的抗性淀粉含量非常高（11 克），在煮过之后却低到几乎没有（0.3 克）。我偶尔会在早餐时吃生燕麦，配酸奶和蓝莓。

土豆淀粉和新鲜土豆也完全不同，前者在未煮的时候抗性淀粉含量很高，煮过后降至几乎等于零。在健康食品店或网上购买的土豆淀粉是一种白色的粉末，非常寡淡，并且便宜得让人难以置信。

在这个清单上，土豆淀粉也是非常奇异的，因为它已经被精加工过。我通常不建议人们食用加工食品，但我对土豆淀粉和失眠症之间的潜在关系很感兴趣，所以已经开始在上床前食用一茶匙土豆淀粉，将它混在克菲尔牛奶酒、酸奶或半杯牛奶里。

你可以在这个网站上找到更长的食物清单，上面标出了每种食物的抗性淀粉含量：http://freetheanimal.com/wp-content/uploads/2013/08/Resistant-Starch-in-Foods.pdf。

基于不同的研究结果，我列出了每 100 克食物中所含的抗性淀粉量（单位：克）。这里没有米饭或土豆煮熟、放凉、再加热后产生的数据，因为这项研究结果没来得及加进去。

高含量	
土豆淀粉	72
生香蕉	19
腰果	13
燕麦片（没煮过的）	11
中等含量	
豌豆（煮过）	6.7
扁豆（煮过）	6.6
土豆（煮过放凉）	5.8

糙米（煮过放凉）	5.5
栗子	4.9
黑麦面包	4.3
花生	4.2
鹰嘴豆泥	4.1
烘豆	3.6
芭蕉（煮过）	3.5
熟香蕉	3.2
罐装芸豆	2.1
酸面包	2.1

低含量

爆米花点心	0.8
烤土豆	0.6
羊角面包	0.4

哪种益生菌有用，有用在何处

接下来的信息来自梅德林医学索引（Medline Plus），它是美国国家医学图书馆研究出来的，是最新信息的可靠来源。

益生菌安全吗？

对于健康的人来说，安全。但如果你怀孕了、近期做过手术或免疫系统有问题，我们建议你不要服用。

人们研究最多的两类菌株是乳酸菌和双歧杆菌，它们存在于酸奶、克菲尔牛奶酒和乳酪这样的发酵食品中。但它们的作用要比这复杂得多，因为每一类菌株中有非常多不同的种类。某一种乳酸菌可能有助于阻止腹泻，但这并不意味着另一种乳酸菌也能。

它们有多大功效？

天然药物数据库对其治疗做了评级：有效、很可能有效、可能有效、可能无效、很可能无效、无效以及证据不足以评估。你能购买到的所有胶囊益生菌，并没有足够的证据能将其归入“有效”级别，其中有一部分被归入“可能无效”或“无效”级别。

接下来的清单只包括了那些被认为“很可能有效”或“可能有效”的益生菌。

双歧杆菌

便秘：长双歧杆菌（Bifidobacterium longum）可以促进成年便

秘患者的肠道运动，无论是胶囊形式还是来自发酵食品。这一菌种也能帮助老年人预防流感。

肠易激综合征（IBS）：服用益生菌 VSL#3 可以减少 IBS 患者出现腹胀的频率，这种产品含有双歧杆菌、乳酸菌和链球菌。我的专家们偏爱这种益生菌。

肺部感染：服用 HOWARU Protect 益生菌可能有助于减少发烧、咳嗽和流鼻涕的症状，它含有嗜酸乳杆菌（Lactobacillus acidophilus）和双歧杆菌。

儿童因轮状病毒引起的腹泻：比菲德氏菌（Bifidobacterium bifidum）和其他细菌一起服用，有助于抑制轮状病毒引起的腹泻，前者含有嗜热链球菌（Streptococcus thermophilus）或双歧杆菌 Bb12（Bifidobacterium Bb12）。

旅行腹泻：双歧杆菌和其他细菌一起服用，可能有助于阻止旅行腹泻，前者含有嗜酸乳杆菌或保加利亚乳杆菌（Lactobacillus bulgaricus）。

乳酸菌

儿童因轮状病毒引起的腹泻：最可能见效的方法是在腹泻开始后的前 48 个小时内服用至少 100 亿菌落形成单位（CFU）。

花粉症：对于有花粉过敏症的人来说，在 5 周里服用至少 20 亿 CFU 的副干酪乳杆菌（Lactobacillus paracasei）可以改善生活质量。

阻止因抗生素引起的腹泻：乳酸菌可能会减少因抗生素引起腹泻的风险。当儿童使用抗生素时，同时给他们服用乳酸菌 GG（康萃乐品牌）是个好主意。

湿疹（过敏性皮肤炎）：乳酸菌 GG 可能会减少对牛奶过敏的婴儿的湿疹症状。沙克乳酸杆菌（Lactobacillus sakei）、植物乳杆菌（Lactobacillus plantarum），以及鼠李糖乳杆菌（Lactobacillus rhamnosus）和罗伊氏乳杆菌（Lactobacillus reuteri）的联合体能减少 13 岁以下儿童的湿疹症状。副干酪乳杆菌对治疗湿疹并没有帮助。

阻止因癌症治疗（化疗）引起的腹泻：有一些证据表明，如果结肠癌或直肠癌患者服用鼠李糖乳杆菌和乳酸菌 GG（康萃乐品牌），那他们的腹泻不会那么严重，住院时间也比较短。

肠易激综合征（IBS）：嗜酸乳杆菌能改善腹胀和胃痛之类的 IBS 症状。

肺部感染：对于去日间托儿所的 6 岁以下儿童来说，让他们喝牛奶时加入乳酸菌 GG 或一种特定组配产品（HOWARU Protect）——含有嗜酸乳杆菌和双歧杆菌，能减少他们肺部感染的概率，并使感染不那么严重。

类风湿性关节炎（RA）：研究表明，服用 8 周干酪乳杆菌（Lactobacillus casei）能减少 RA 女性患者无力和关节肿胀的症状。

购买益生菌时要注意的几点

菌落形成单位（CFU）数量高

你的菌群含有大约 40 万亿细菌，因此，要造成影响，你需要含有大量细菌的益生菌。换句话说，CFU 数量要高。理想情况下，你选择的产品至少要含有 200 亿 CFU，最好更高。然而，市面上许多产品的

CFU 数量离最少标准还远得很。发酵食品的细菌数量可能远超过这个数，不过难以推算。

菌株多样性

你希望你的肠道菌群丰富多样，同理，你也会希望你的益生菌里有丰富多样的菌株。食用发酵食品的好处就在于它能让你获得多样性的菌株。如果购买益生菌，它至少应该含有 6 种不同的菌株。

亚系

嗜酸乳杆菌和干酪乳杆菌是不同的细菌。如果你想购买的益生菌产品上没有列出亚系，那它很可能是无效的。

在我们的网站上，我们列出了一些比较好的产品。需要更多资源，可前往 cleverguts.com 查看。

致谢

我想对奥雷娅·卡彭特、丽贝卡·尼科尔森等人道一声“万分感谢”，谢谢他们的支持和在图书编辑中提出的合理建议。我还要感谢塔尼娅·博罗夫斯基、克莱尔·贝利，他们贡献了出色的食谱。我还要感谢我的经纪人索菲·劳里莫和安德鲁·尼恩贝格，他们帮助我熬过了一些富有挑战性的难关。最重要的是，我要感谢克莱尔为这本书做了如此多的贡献。

麦克尔·莫斯利曾在伦敦皇家自由医院学医。在获得医师资格证后，他加入了 BBC，成了一位著名的电视节目主持人。他是国际畅销书《轻断食》和《轻断食：戒糖篇》的作者。他已结婚，有 4 个孩子。

克莱尔·贝利博士是麦克尔·莫斯利的妻子，是白金汉郡的一名全科医生，在研究食疗促进健康、减少血糖和肥胖的领域里是一位先锋人物。她是 2016 年出版的《轻断食：戒糖篇》一书中的食谱作者。

塔尼娅·博罗夫斯基是一名关注功能医学的营养咨询师。她拥有营养疗法学位以及功能医学研究所的完全合格认证资格，专攻肠易激综合征、麸质过敏和乳糜泻之类的消化问题。

索　引

J

K

Y

Z